AF472940

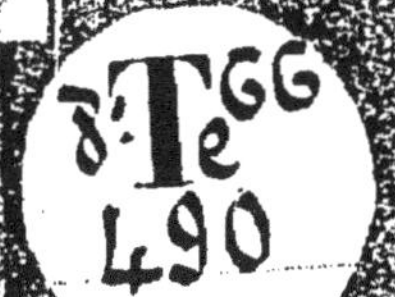

Dr Louis LIVET
Ancien externe des Hôpitaux de Lyon
Interne des Hôpitaux d'Alger

Les Aliénés Algériens

et leur hospitalisation

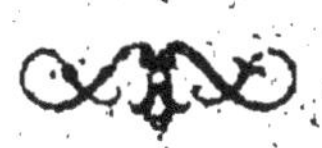

ALGER
F. Montégut & A. Deguili

8° Te[66]
490

Dr Louis LIVET
Ancien externe des Hôpitaux de Lyon
Interne des Hôpitaux d'Alger

Les Aliénés Algériens

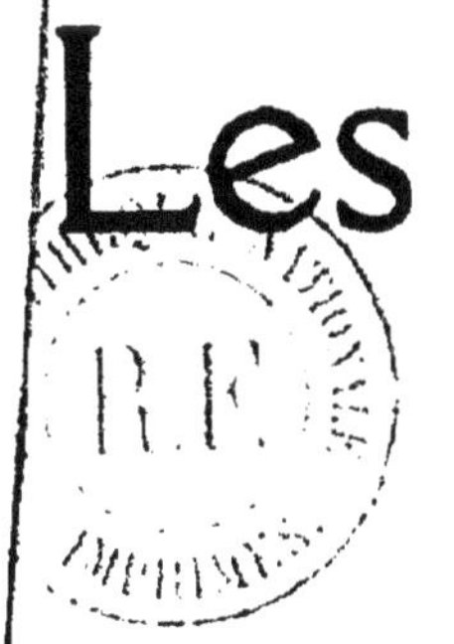

et leur hospitalisation

Te 66 490

A LA MÉMOIRE DE MON REGRETTÉ MAITRE

Monsieur le Docteur G. SCHERB

CHARGÉ DES FONCTIONS D'AGRÉGÉ
A LA FACULTÉ DE MÉDECINE D'ALGER.

MÉDECIN DE L'HÔPITAL CIVIL DE MUSTAPHA

A MES PARENTS

A MA FAMILLE

Faible hommage de notre vive affection et de notre profonde reconnaissance.

A MES AMIS

A MES MAITRES :

A Lyon	*A Alger*
Les Docteurs JABOULAY.	Les Docteurs CURTILLET.
BONDET.	SALIÈGE.
VALLAS.	CANGE.
MOLLARD.	E. CABANES.
J. LÉPINE.	
DODERO.	

A MON PRÉSIDENT DE THÈSE

Monsieur le Docteur Henry SOULIÉ

PROFESSEUR DE PATHOLOGIE GÉNÉRALE
DE MICROBIOLOGIE ET DE PARASITOLOGIE
MÉDECIN DE L'HÔPITAL CIVIL

LES ALIÉNÉS ALGÉRIENS
ET LEUR HOSPITALISATION

INTRODUCTION

L'attention du médecin aliéniste doit être fatalement attirée par ce fait que l'Algérie, avec ses cinq millions d'habitants, ne possède pas un seul asile public de traitement pour ses aliénés. Cette situation dure depuis 1830, et, malgré toutes les tentatives faites pour la création d'un asile de traitement, rien n'a été changé ; l'Algérie se débarrasse de ses aliénés en en les envoyant dans les asiles de la Métropole.

Les inconvénients résultant de cette situation furent souvent le sujet de nos conversations avec notre regretté maître, le professeur G. Scherb ; de là nous vint l'idée de consacrer notre travail de thèse inaugurale à l'étude des aliénés en Algérie, de la situation qui leur était faite, de celle qui leur est faite, et de celle qu'il faudrait leur faire.

Ce travail, que nous aurions voulu aussi complet que possible, manquera peut-être de la précision désirable ; nous n'en sommes pas responsables, car nos démarches, tant à la Préfecture qu'au Gouvernement général, où nous pensions devoir trouver de nombreux et intéressants renseignements, nous apprirent seulement l'incurie constante des Administrations pour les aliénés ; déjà en 1892, le docteur Gérente, qui s'était préoccupé d'améliorer le sort des malheureux fous d'Algérie et qui s'était livré à de patientes et multiples recherches, écrivait au début de son travail :

« Tout l'historique qui va suivre a été composé sur les « documents originaux. Ces documents, on les retrouvera « dans les cartons du ministère de l'Intérieur, du Gouver- « nement général ou de la Préfecture d'Alger. C'est là que « je les ai cherchés, découverts, copiés et replacés devant « les employés qui en avaient la garde et les ignoraient. »

Près de 20 ans se sont écoulés, rien n'a été changé depuis.

Ce travail sera divisé en trois parties :

La première sera consacrée à l'étude historique de la question, depuis la conquête jusqu'à nos jours.

Dans la seconde, nous apporterons des statistiques démontrant l'opportunité et l'urgence d'un asile d'aliénés en Algérie.

Ces statistiques, nous les avons établies d'après les registres des hôpitaux des trois départements algériens et d'après les comptes-rendus préfectoraux : nous avons voulu suivre au-delà de la mer le sort des malheureux expatriés de notre département et nous devons à l'obligeance de l'Administration hospitalière d'Aix et aux Archives départementales de nombreux renseignements qui nous ont permis de compléter utilement cette partie de notre travail.

Enfin, nous consacrerons notre troisième chapitre à l'étude des particularités inhérentes et aux individus, et à leurs maladies, et à leur internement ; et nous pensons qu'une idée directrice relative à l'organisation d'une maison de traitement doive découler de l'ensemble de ces considérations.

Nous tenons, avant d'entrer dans le vif de notre sujet, à apporter l'hommage de notre gratitude à notre maître, le docteur Saliège, qui nous témoigna toujours de sa paternelle bienveillance. Nous remercions très vivement de son obligeant concours, pour les conseils qu'il nous a donné et les documents qu'il nous a communiqués, le professeur H. Soulié, et le prions d'accepter aussi l'hommage de notre gratitude pour l'honneur qu'il nous fit de présider notre thèse.

Enfin, nous devons à l'obligeance de M. le professeur Basset, doyen de la Faculté des Lettres, et de M. le professeur Léon Gauthier, de très intéressants aperçus sur la conception musulmane de l'aliéné et de l'aliénation ; nous les en remercions bien vivement ici.

PREMIERE PARTIE

HISTORIQUE

Toutes les sociétés primitives se sont faites, de l'aliénation mentale, une conception particulière, l'envisageant, non comme une maladie, mais comme la manifestation de puissances surnaturelles.

Suivant que cette puissance poussait l'individu au bien ou au mal, celui-ci réflétait l'esprit du bien : Dieu, ou celui du mal : les Démons.

C'est cette conception par trop simpliste qui a subsisté jusqu'aux civilisations modernes et qui subsiste encore chez le plus grand nombre de nos Indigènes d'Algérie.

Cette conception, qui fut tout d'abord d'origine populaire, reçut plus tard, l'appoint des doctrines philosophiques et, ainsi fortifiée, put se perpétuer à travers les siècles jusqu'à nos jours.

Cette idée dominante que le fou est un inspiré fit que jamais les Arabes ne regardèrent l'aliénation comme une maladie, et, par conséquent, n'eurent jamais l'idée d'y appliquer un traitement médical. Quand le fou devenait dangereux pour ses concitoyens, on l'enfermait, parfois même on le battait pour chasser les mauvais esprits.

On retrouve l'existence d'hôpitaux ou *moristan* (1)

(1) Moristan : Lieu où se réunissent ceux qui n'ont plus d'espoir, tiré du Persan : bimoristan.

dans tous les pays musulmans non encore civilisés. C'est le plus souvent un local plus ou moins confortable attenant à la mosquée qui le fait vivre grâce aux revenus des *biens habbous*. C'est là une organisation que nous retrouvons en France au Moyen-Age ; d'après Grégoire de Tours, « dans les églises il existait un lieu spécial destiné aux malades et le 1/12 des revenus religieux leur était consacré ».

D'ailleurs, nous pouvons nous faire une idée de ce qui existait dans l'ancienne société maure en jetant les yeux sur ce qui existe actuellement au Maroc. Pour cela, nous ne saurions mieux faire que nous en rapporter à la très complète et très intéressante étude du docteur Raynaud, médecin de l'Hôpital civil, sur *l'hygiène et la médecine au Maroc* (2).

« Les asiles qu'on retrouve à peu près dans toutes les « villes, et où se réfugient les infirmes et les mendiants, « sont les dépendances des mosquées, alimentés par les « aumônes et les biens « Habbous » (main morte). On « appelle ainsi des propriétés appartenant à la Mosquée « et dont les revenus sont employés aux œuvres de cha- « rité.

« Nous avons visité à Tanger, un établissement qu'on « décore quelquefois du nom d'Hôpital indigène (Moristan) « et qui se trouve à côté de la Grande Mosquée. C'est une « maison comprenant un rez-de-chaussée et un premier « étage. On y accède par un couloir obscur conduisant dans « une cour de 3 mètres de long sur $1^{m}50$ de large où d n- « nent toutes les chambres. Ces pièces sont en réalité des « cachots fermés avec des cadenas et aérés seulement par « une petite lucarne ménagée au-dessus de la porte ; on « y enferme les fous, les malades, les indigents ; vingt in- « dividus, en moyenne, sont entassés dans cet espace res-

(2) L'Hygiène et la Médecine au Maroc, 1901, édité chez Baillière et fils, Paris.

« treint. On se demande comment ils peuvent y vivre. La « malpropreté la plus grande règne dans la cour et dans « les cellules ; l'odeur des loques sales, des aliments cor- « rompus jetés dans tous les coins, des cabinets jamais « nettoyés ou lavés, vous poursuit longtemps encore après « qu'on est parti.

« Les pensionnaires ne sont là que la nuit, le jour ils « se placent dans la rue ou bien vont en ville demander « l'aumône....

.....« A Mogador, dans le quartier de Beni-Antar, il y a « aussi un Moristan composé de 18 chambres donnant sur « une cour, une soixantaine de malades y sont logés.

...« A Marrakech, en outre des asiles des mosquées, « existe un Moristan ou Hospice pour les fous, qui sert en « même temps de prison pour les femmes.

....« Autrefois, il y avait aussi à Fez un quartier pour « les Lépreux (Roudh El Kartas) et un hôpital pour les « fous. Ce Moristan, du nom de Sidi Fardj, existe encore ; « il a la même destination que celui de Marrakech (Bud- « gett Meakin).

« Tous ces établissements d'ordre religieux, en somme, « sont de simples refuges pour les malades, les infirmes, « les fous ou les indigents ; aucun soin médical n'y est « donné ; il n'y a d'ailleurs pas de médecine officielle au « Maroc, et ce sont toujours les bien « Habbous » et non le « Trésor de l'Etat qui subviennent aux besoins des mal- « heureux. »

A Alger, quelques hôpitaux analogues existaient avant la conquête. A leur arrivée à Alger, les Français découvrirent, dans une maison mauresque de la rue Bab-Azoun, une demi-douzaine d'Arabes aliénés, la plupart enchaînés à des anneaux fixés dans le mur.

Une autre maison, qui depuis, par développements successifs, est devenue l'Hôpital civil, servait à héberger fous et malades ; les aliénés agités étaient attachés, les tranquilles pouvaient se promener dans une cour contiguë ; enfin, un bâtiment distinct était affecté aux folles.

« Il y avait, en 1834, dans ce petit établissement, écrit « A. Marie, sept aliénés dont quatre arabes, deux seule- « ment étaient liés à des anneaux fixés dans le mûr, les « autres se promenaient en liberté. »

Tout au moins pourrait-on penser que l'occupation française apporterait à cet état de chose, en plus de ses théories scientifiques et humanitaires, un perfectionnement bien marqué ; mais, hélas, encore maintenant, on peut se demander si la situation qui est faite aux aliénés algériens (surtout aliénés indigènes) est bien supérieure à celle qui leur était faite sous l'ancienne domination maure ; on avait, du moins, à cette époque, l'excuse de l'ignorance qui ne les faisait pas considérer comme des malades.

Avant de faire un exposé de la situation actuelle, jetons un coup d'œil sur ce qui fut fait depuis 1830.

Les travaux du docteur Gérente, consignés dans les fascicules du « Comité d'Etudes des questions médicales algériennes », fondé sous la puissante impulsion du professeur Trolard, vont nous faciliter grandement cette tâche ; comme nous l'avons dit plus haut, les documents originaux relatifs à cette question sommeillent dans les cartons administratifs, et leur quiétude est jalousement protégée. Force nous est donc de recourir au rapport qu'en fit le docteur Paul Gérente en l'année 1892 et qu'il reprit cinq ans plus tard, en 1897, sans plus de résultat que la première fois.

On ne trouve de 1830 à 1844 aucun document. Ce n'est qu'à partir de 1844 que se pose devant la Commission Administrative des Hospices, la question des aliénés. M. Bournichon y présente un rapport sur la « déplorable situation des aliénés » et demande qu'un sort meilleur leur soit réservé. Ce rapport, qui est, d'ailleurs, adopté à l'unanimité, nous vaut, en 1845, une mesure *transitoire* aboutissant à l'envoi des aliénés algériens dans les hospices de la Métropole. Il est superflu de souligner l'ironie de ce mot *transitoire* ; ce transitoire a 70 ans d'existence, c'est le parfait transitoire administratif. Cet état de chose qui ne devait durer que trois ans, en attendant le nouvel asile, subsiste encore, et l'on attend toujours l'asile projeté.

En l'année 1847, un frère de Saint-Jean de Dieu, l'ex-colonel Magalon, qui avait probablement déjà reconnu les inconvénients du transfert Alger-Marseille des aliénés, et qui les déplorait, entreprit, avec l'appui du Ministre de la Guerre, le maréchal Soult, de construire un asile à La Calle, dans le département de Constantine. La mort du maréchal ne permit pas le parachèvement de ces projets.

A l'expiration du traité d'exportation, c'est-à-dire en l'année 1848, on le renouvela, mais des évènements plus importants devaient se produire en 1852. Dès cette époque, on constatait en France une progression régulière du nombre des aliénés admis dans les asiles. L'asile de Marseille devint insuffisant pour la région elle-même, et le Préfet des Bouches-du-Rhône écrivit au Préfet d'Alger pour lui faire savoir, qu'à l'avenir, l'asile de Marseille ne pourrait recevoir aucun aliéné venant d'Algérie (24 janvier 1852). Le Préfet d'Alger prit alors en sérieuse considération le sort des aliénés ; leur mortalité, à cette époque, atteignait le taux de 90 %, taux que jamais, sous l'ancienne domination maure, dans les détestables conditions plus haut signalées, elle n'avait atteint. (Depuis, les perfectionnements de la navigation tendant à réduire la durée du transit, n'ont pas peu contribué à abaisser cette excessive mortalité.)

Par une lettre, en date du 9 février 1852, le Préfet signale au Gouverneur, en regard de tous ces inconvénients, l'utilité et la nécessité d'une maison de traitement pour les aliénés algériens.

C'était la solution la plus raisonnable. Malheureusement, la conception officielle que doit avoir une administration sur l'aliéné et l'aliénation, ne concorde pas du tout avec notre conception scientifique et humanitaire.

Pour nous, l'aliéné est un malade, au même titre que l'individu porteur d'une lésion au cœur, au poumon ou au rein. Pour l'Administration, un aliéné est un être « dont la séquestration s'impose dès qu'il devient dangereux pour le bien public ». Partant d'un tel principe, une mortalité de 90 % n'était pas pour l'arrêter. Un biais heureux se présenta : l'asile d'Aix s'agrandissait et pouvait recevoir un surcroit de pensionnaires. Un nouveau traité d'exportation fut conclu et approuvé par le Ministre ; il est, depuis, renouvelé périodiquement.

Pour la seconde fois, l'initiative privée tacha de se substituer à l'inaction coupable des Pouvoirs publics ; un frère de la doctrine chrétienne, nommé Jacques Silvain, adresse à l'Empereur, en 1853, une supplique sur papier timbré, sollicitant l'autorisation de créer à Alger un asile pour les aliénés. Le Ministère refusa.

Deux ans plus tard, en 1855, il écrit alors au Préfet une seconde supplique sur papier timbré. Cette supplique étant restée sans réponse, il la renouvelle quelques mois plus tard, s'exagérant à la fois et l'importance du papier timbré, et l'intérêt de sa proposition. Que lui fut-il répondu ? Lui fut-il même répondu ? Nous l'ignorons. Toujours est-il que la question fut enterrée et ne reparût qu'en 1861.

Le maréchal Pélissier, alors gouverneur général, prit l'initiative d'un mouvement en faveur de la création d'un asile. Le docteur Constant, inspecteur des asiles, chargé de la question, conclut dans son rapport, « qu'il était urgent de créer un asile de traite-« ment pour les aliénés de la Colonie dans la Colo-« nie. »

« Mais des circonstances extérieures survinrent, « écrit M. le docteur Gérente, et que je ne puis pré-« ciser ; elles paralysèrent le maréchal, et ses bonnes « dispositions furent annihilées. »

Le docteur Collardot, en 1865, le docteur Jobert, en 1868, remirent en discussion l'intérêt des malheureux ; la tentative du docteur Jobert, ayant reçu l'appui du Préfet et du Conseil général, avait beaucoup de chance d'aboutir ; malheureusement, les choses traînèrent en longueur, les évènements de 1870 survinrent, et tout projet fut abandonné.

La question reprit en 1875, et simultanément dans les départements de Constantine et d'Alger.

Le Gouverneur général essaya alors de faire aboutir à une action commune les projets de chaque département ; mais les Conseillers généraux ne purent s'entendre là-dessus.

Constantine envoya à Paris son projet pour le soumettre à l'examen des Inspecteurs généraux ; mais ce projet, malheureusement dressé par des ingénieurs incompétents, fut refusé et l'affaire ajournée.

Le Département d'Alger, de son côté, reprit pour son compte la question, sur laquelle alors étaient par-

BIBLIOTHÈQUE NATIONALE R.F.

faitement d'accord le Conseil général, le Préfet et le Gouverneur ; on vota les crédits nécessaires, on acheta du terrain à la Bouzaréa, on dressa des plans, tout cela sans consulter aucun médecin aliéniste, sans soumettre le projet à l'examen des Inspecteurs généraux. Le Ministre alors, s'interposa, envoya des Inspecteurs pour faire un rapport sur place, indiquant les modifications nécessaires à faire subir aux plans primitifs. Mais leurs indications furent négligées. Dans une seconde mission extraordinaire, le docteur Lunier, inspecteur général, rédigea un nouveau rapport qui aboutit à la nomination d'un médecin directeur chargé de veiller à la création de l'asile d'aliénés de la Bouzaréa. M. le docteur Gérente fut nommé en 1883. En Algérie, il se heurta à des difficultés d'ordre politique qui durèrent jusqu'en 1887, époque à laquelle son poste fut supprimé pour raisons budgétaires.

M. le docteur Gérente, pensant hâter la solution du projet d'un asile d'aliénés, se lança dans la politique ; malgré sa haute influence, la question d'un asile est encore en suspens.

Voilà ce que dit ,ces jours derniers, à ce sujet, M. le docteur Helme (*Revue de Médecine et de Chirurgie*, février 1911, n° 2, page 44) :

« Donc, l'Administration s'étant décidée à agir, on choisit un jeune interne de M. Magnan, M. le docteur Gérente, et on le manda à Alger, avec mission de surveiller l'aménagement de l'asile en construction, et, après achèvement, d'en prendre la direction. Le délégué se fit sur place montrer les plans, crut voir qu'ils ne répondaient en rien au but qu'on se proposait et, aussitôt, il établit un contre-projet. Ledit parvint à Paris par la filière administrative. Mais les Bureaux poussèrent les hauts cris, jurèrent que les devis étaient bien trop chers ; bref, un conflit suraigu sortit de là et l'on put voir l'Algérie d'une part, la Métropole de l'autre, s'invectiver comme héros d'Homère. Cependant le jeune interne, né malin, hésitait sur le parti à prendre. Se rangerait-il derrière l'Administration, ou bien tiendrait-il haut et ferme en face d'elle le drapeau des Algériens et du Conseil Général ? Cruelle énigme ! Il la résolut assez heureusement en demeurant en Algérie, où il devint député, puis sénateur ; et, au lieu d'habiter une maison de fous, il s'établit chez les parlementaires, où il est encore. »

La question ne devait pas en rester là ; une lettre du Président du Conseil des Ministres au Gouverneur général en 1888 fit sortir de son indifférence obstinée l'Administration supérieure algérienne, et le 16 janvier 1888, M. le docteur Paul Gérente fut chargé d'une « enquête sur la situation morale et matérielle des aliénés algériens ».

« Ce rapport, écrit M. le docteur Gérente, alla rejoindre, suivant la tradition, dans les cartons administratifs les rapports précédents de 1883, 1884, 1886, etc., etc. Il y dort encore. L'indifférence administrative reparut et l'état de chose de 1883, de 1889, se perpétua. »

Le projet, ainsi enterré, devait forcément reparaître bientôt, ainsi que nous le prouve surabondamment son histoire depuis 1844 ; aussi en 1892 le docteur Gérente donnait à cette question la publicité qu'elle comportait dans le *Bulletin du Comité d'Etudes Médicales.*

Il faisait, dans cet organe, un éloquent plaidoyer en faveur des aliénés d'Algérie, se plaignant du manque d'humanité de l'Administration qui faisait voyager ces malheureux dans des conditions misérables, qui, par le retard du traitement, la traversée sur mer, le séjour dans un autre climat et loin de leur famille, réduit au minimum les chances de guérison qu'ils possèdent encore. Enfin, montrait quelles mesures doit comporter l'assistance des aliénés en Algérie : un asile de traitement et plusieurs colonies (asile-hospice, colonies d'idiots, colonies d'alcooliques et d'épileptiques chroniques, colonies de convalescents).

Le travail de M. Gérente se termine par ces mots :

« J'en appelle du Gouverneur Général actuel d'Algérie à celui de ses successeurs qui saura et qui voudra se montrer plus soucieux de ses prérogatives comme de ses devoirs en matière d'Assistance publique. »

Les renseignements que nous avons pu recueillir de 1892 à 1897 sont très imprécis.

Pourtant, nous devons signaler le courageux effort du docteur Rouby. Ce que les budgets départementaux ou gouvernementaux n'avaient pu faire, un particulier devait en prendre l'initiative. C'est en 1893, sur les pentes ensoleillées de la vallée des Consuls, que s'ouvrit la maison de santé du docteur Rouby ; là, au moins, pour les malades fortunés, se trouvent réunies les conditions les plus favorables à la guérison des maladies mentales. Nous devons à l'obligeance du docteur Rouby d'avoir pu visiter son établissement : des bâtiments propres et gais, auxquels sont attenant des jardins et des vérandas, séparent les diverses catégories d'aliénés. Dans cette villa, à l'architecture mauresque élégante et blanche, on comprend que les pauvres malades ne se sentent pas comme dans une prison ; on leur conserve leurs vêtements, leurs habitudes, pas de règlements sévères, pas d'uniformes qui donnent à ces malheureux l'aspect de galériens. Un indigène, ancien officier s'y promène vêtu de son uniforme militaire, des malades s'occupent aux travaux de l'aiguille, à la lecture ; chacun a sa part de liberté, dans la limite où cela peut être un adjuvant du traitement. Leur famille vient leur rendre visite et ces visites, réglées par le médecin, sont, dans certains cas un puissant auxiliaire de guérison.

Nous aurons l'occasion de revenir sur tout cela, quand nous indiquerons les avantages du traitement en Algérie des aliénés algériens. Qu'il nous suffise, pour l'instant, de signaler que la tentative du docteur Rouby fut couronnée d'un plein succès, et la Maison de Santé de la Vallée des Consuls a, depuis sa fondation, rendu d'immenses services aux malades fortunés d'Algérie. Le taux des guérisons est de 52 % au lieu de 30 %, moyenne générale des asiles de la Métropole.

A notre époque de démocratie et d'égalitarisme à outrance, alors que les plus belles phrases républicaines fleurissent les discours de nos représentants, n'est-il pas curieux de faire ressortir tout ce que présente d'illogique pareille situation : pour l'aliéné riche, il y a un asile dans son pays où toutes les conditions les plus favorables à son prompt rétablissement sont réunies. Cet aliéné guérit dans la proportion de 52 %. Quant au pauvre, au peuple-roi, toute la confiance qu'il accorde à ses représentants ne l'empêche pas de mourir dans les proportions formidables de 90 à 95 %. Toute la satisfaction qui lui reste, c'est de pouvoir se répéter qu'en République tous les hommes sont frères, tous les citoyens sont égaux.

Le docteur Rouby, par traité avec l'administration militaire, reçoit quelques soldats ou marins au prix d'entretien de 2 fr. 75 par jour. C'est le prix qu'il proposa en 1897 au Conseil général pour recevoir quelques pensionnaires du département ; nous verrons ce qu'il en advint.

A cette dernière date, en feuilletant les archives de la Préfecture d'Alger, nous voyons que le 10 mai

1897, devant le Conseil général, M. le docteur Gérente, rapporteur du projet de création d'un asile d'aliénés, la question se pose d'une entente réciproque des trois départements algériens. De plus, des négociations sont en cours entre le Département de la Guerre et le Gouvernement général, en vue de l'installation d'un asile d'aliénés dans les immeubles de l'Hôpital militaire de Ténès, dont il est question de faire la remise gratuite au Département. Cette mesure ne serait que transitoire, car l'immeuble en question, quoique très spacieux, n'est nullement aménagé à cet effet.

M. le docteur Paul Gérente fait ressortir que les ressources de nos départements algériens étant inférieures à celles des départements de la Métropole, il n'est point équitable d'exiger d'eux seuls les dépenses nécessaires à l'organisation de l'assistance aux aliénés... estime que l'Etat a le devoir moral de prendre en mains cette assistance médicale par la création d'asiles appropriés... Les trois départements seront prêts à lui apporter leur coopération.

A la deuxième session du Conseil général, en octobre 1897, M. le Rapporteur fait part à l'Assemblée de la décision du Gouvernement général qui, se retranchant derrière les prescriptions de la loi de 1838, refuse de participer aux dépenses de l'assistance aux aliénés, ces dépenses, aux termes de la loi, incombant aux Départements. De plus, le manque absolu d'entente entre les trois départements algériens doit amener le Département d'Alger à chercher seul une solution. M. le Rapporteur rejette la proposition de l'autorité militaire relative à l'Hôpital de Ténès, enfin, renouvelle pour la troisième fois son appel à l'initiative du Gouvernement général, en vue d'une collaboration de l'Etat et des trois Départements, pour réaliser « une assistance des aliénés en Algérie, qui soit enfin médicale ».

Avant la fin de la session, on lit à l'Assemblée une lettre du docteur Rouby proposant l'entretien, dans son asile (qu'il s'engage à agrandir), des aliénés du Département. Il fait ressortir, à l'appui de sa proposition, les avantages que possède un traitement des maladies mentales des Algériens dans leur propre pays, avantages qu'ont signalés tous ceux qui se sont occupés de la question. Il signale, en plus, l'utilité des petits asiles où le taux des guérisons est toujours plus élevé que dans les grands. Enfin, il demande, comme prix d'entretien par journée, le prix de 2 fr. 75, prix qui est accepté d'ailleurs par l'autorité militaire.

Cette proposition, expédiée de Commissions en Commissions, de la Préfecture au Gouvernement général, attend encore maintenant une réponse. Le prix d'entretien à l'asile d'Aix étant de 1 fr. 35, c'est-à-dire 1 fr. 40 de moins que ne le demande M. le docteur Rouby, les petites économies, même au détriment des malades, doivent nécessairement prendre le pas sur l'intérêt de ceux-ci.

L'année 1898 amène le renouvellement du traité avec Aix ; on veut y inscrire cette clause, que le traité est résiliable de plein droit si un asile est créé en Algérie. Avec une louable insistance, M. le docteur Gérente, à la session d'octobre, rappelle à l'assemblée départementale que le nombre des aliénés augmente d'année en année, et qu'il est urgent de leur créer un asile en Algérie, lequel asile comprendrait une maison centrale de traitement et plusieurs colonies, etc., etc.

Entre temps, le médecin-directeur de l'asile d'Aix, M. le docteur Rey, prit courageusement l'initiative de résilier le traité passé avec Alger, pensant que cette mesure, en hâtant la construction d'un asile en Algérie, améliorerait dans cette Colonie le sort des aliénés, et, par dépêche en date du 20 juillet 1899, il avisa le Préfet d'Alger que l'asile étant encombré, ne pouvait recevoir plus de deux cents malades, et provisoirement, le Préfet faisait transporter le surplus à l'asile de Pierrefeu (Var). L'urgence d'un asile se faisait de nouveau sentir ; toutefois, M. Broussais, conseiller général, opina pour le maintien du statu quo, faisant intervenir avec juste raison la question d'économie, estimant d'ailleurs que « le climat d'hiver en France n'est pas aussi mauvais pour les aliénés qu'on veut bien le dire, et que l'été y est incontestablement meilleur ».

Le projet d'action commune présenté aux autres Départements de l'Algérie devait être refusé par les Conseils généraux d'Oran et de Constantine. Les charges alors incombant au seul Département d'Alger, le Conseil recula devant les dépenses et abandonna le projet.

(On avait prévu d'abord 250.000 francs pour l'asile de la Bouzaréa, puis, devant l'insuffisance du crédit, on le porta à 500.000. Enfin, 1 million avait été dépensé lorsqu'on s'aperçut qu'il en fallait encore 4 ou 5.)

Depuis cette époque, chaque année apporte des statistiques nouvelles où l'on trouve une progression croissante du nombre des aliénés ; à chaque session du Conseil général, une voix s'élève pour intercéder en leur faveur, mais les décisions sont ajournées régulièrement. Les Délégations financières sont consultées en 1908, et la même année ramène au Conseil général un rapport du docteur Gérente ; ce rapport se renouvelle en 1909, et l'auteur y apporte, en plus de son appréciation personnelle, celle des médecins de l'asile d'Aix : les docteurs Meilhan, Gervais et Levet (parus précédemment dans les *Annales médico-psychologiques*, 1896 et 1909, et la thèse de C. Gervais, 1907).

Tous ces rapports sur les aliénés algériens sont unanimes pour condamner la manière de faire actuelle de notre Administration. Malgré tout cela, le traité est renouvelé avec l'asile d'Aix le 6 avril 1910.

Acutellement que voyons-nous ?

Les trois Départements algériens envoient leurs fous dans les asiles de France. En attendant leur transfert ils sont placés dans des locaux tout à fait impropres à cet usage.

A Alger, à l'Hôpital civil de Mustapha, le quartier des aliénés consiste en deux corps de bâtiments, l'un pour les hommes, l'autre pour les femmes, avec chacun sa cour séparée. Les cellules des fous reçoivent un peu de jour par une fenêtre située à la partie supérieure de la muraille ; elles sont complètement isolées les unes des autres et s'ouvrent toutes sur un long couloir. Dans la même cour se réunissent des aliénés de nature cependant très différente : agités et mélancoliques, épileptiques et gâteux, Européens et Indigènes, sont là dans une promiscuité qui a pu donner lieu à des scènes regrettables.

En voici une qui se passa durant notre internat : un Européen, paralytique général et gâteux, était *attaché* sur une chaise dans la cour, pour lui permettre de recevoir les soins hygiéniques que son état nécessitait. Dans la même cour circulait un Indigène dont le délire kiffique développait considérablement les instincts contre nature, et le pauvre paralytique fut plusieurs fois l'objet de tentatives sodomiques de la part de son compagnon. L'intervention des infirmiers l'épargna ; peut-on affirmer que cette intervention ne fit jamais défaut ?

De l'Hôpital de Mustapha, les aliénés sont transférés à Aix. Que de choses à dire sur ce transfert ! D'abord, les pauvres fous sont transportés parfois avec des vêtements insuffisants, comme en témoigne cet article d'un journal de Marseille :

« Trois aliénés, un homme, une femme et un garçon « d'une dizaine d'années, sont arrivés hier soir d'Alger, « par le « Maréchal-Bugeaud », de la Cie Transatlantique. « La femme était dans un état de dénûment qui faisait « peine à voir, sans bas, sans souliers, couverte seulement « de quelques haillons informes, sans ressemblance avec un « vêtement quelconque, la malheureuse tremblait de tous « ses membres, pleurait, sanglotait même de froid. Il y a « manque absolu d'humanité à faire voyager un être hu- « main dans ces conditions. »

A la suite de plusieurs plaintes de ce genre, et de la thèse de M. C. Gervais, en 1907, le Ministre lui-même fut avisé, et le Conseil général d'Alger, en octobre 1907, fut tenu de s'occuper de créer un vestiaire pour les aliénés du Département.

Voici le texte du rapport du Préfet :

« Par une lettre dont vous trouverez ci-joint copie, M. « le Gouverneur Général m'a donné connaissance d'une dé- « pêche qui lui a été adressée par M. le Président du Con- « seil des Ministres, au sujet des aliénés transférés dans « les asiles de la Métropole ; ces évacués arriveraient à « Marseille, le plus souvent dans un état de quasi-nudité. »

M. le Directeur de l'Hôpital civil de Mustapha, saisi de la question, a fait connaître que les Européens sont à peu près toujours convenablement vêtus, soit à l'aide des ressources que leur fournit le vestiaire contenant les effets non réclamés laissés par les personnes décédées. Il n'en est pas de même pour les Indigènes, autant parce qu'ils sont miséreux que parce qu'ils professent la plus profonde répugnance pour les vêtements européens.

M. le Directeur de l'Hôpital propose de fournir à tous les aliénés un vêtement semblable à celui des malades.

Cette proposition est adoptée et les crédits nécessaires sont votés.

Envisageons maintenant comment se fait le transport de ces malheureux : c'est dans une soute, près de la machine qu'on enferme les aliénés ; les infirmiers ne peuvent d'aileurs les surveiller constamment, indisposés eux-mêmes de la longueur et de la fatigue du voyage, et c'est dans ce local éminemment impropre à cet usage que, durant 30 heures, le malheureux fou est balloté, épuisé par le mal de mer, accroupi près de ses déjections. On s'imagine quel supplice doit être pour eux un tel voyage.

Aussi les témoignages des médecins d'Aix sont-ils unanimes à reconnaître l'aggravation de l'état mental dès les premiers jours de séjour à l'asile. Voici ce qu'écrit, à ce sujet, le docteur Constant (cité par M. le docteur Meilhan, *Annales Médico-psychologiques*, 1896) :

« Les aliénés arabes, dirigés sur l'asile d'Aix, y arrivent « dans un état d'exaltation incroyable. Ce sont des malades « extrêmement violents et dangereux, qu'on est obligé de « garder dans les plus mauvaises cellules, comme des *bêtes* « *féroces*. Ils ne guérissent presque jamais et leur morta- « lité annuelle va jusqu'à 40 %, tandis que celle des Euro- « péens est de 13 à 14 %. »

Le docteur Meilhan, moins pessimiste, estime qu'à leur arrivée, les malades d'Algérie sont le plus souvent beaucoup plus calmes que ne l'indiquent les renseignements fournis par l'Hôpital civil de Mustapha. L'auteur attribue ce calme à l'influence déprimante de la traversée, la fatigue du voyage, le mal de mer, les vomissements et la spoliation nerveuse qui en résulte. Il va même jusqu'à indiquer ce moyen comme pouvant trouver « une plus large application dans le traitement de l'excitation maniaque ».

Mais il reconnaît que, bien vite par la suite, l'agitation reprend le dessus et même que cette agitation est un caractère dominant des psychopathies chez les Musulmans. Le docteur C. Gervais reprend la même question en 1907 dans sa thèse inaugurale (Contribution à l'étude du régime et des traitements des aliénés indigènes d'Algérie au point de vue médical et administratif, Lyon, 1907) : « A l'arrivée de ces aliénés à Aix, écrit-il, nous avons été souvent frappé de l'état de dénûment extrême dans lequel ces indigènes entrent dans nos services. Ils sont tous ou presque tous couverts de vêtements sordides, liés, et parfois garrotés comme des bêtes malfaisantes, pleins de poux, surtout de *pediculi pubis*. Les femmes sont souvent pieds nus, en hiver comme en été ; on les pousse devant soi, quelquefois sous la conduite des gardiens et toujours dans un état de promiscuité douteuse, hommes et femmes voyageant de concert. »

Enfin, le docteur Levet écrit dans son rapport (*Annales médico-psychologiques*, 1909) :

« Les admissions d'aliénés algériens ont lieu les mercre-
« dis, de très grand matin, à l'asile d'Aix. C'est une chose
« triste à voir que cette arrivée ; il est vrai, que comme
« elle a lieu de très bonne heure, personne ne la voit.

« Hommes et femmes, colons et indigènes mêlés arrivent « par le même transfert, sous la conduite d'infirmiers ou « d'infirmières de l'hôpital d'Alger. C'est une lamentable « théorie où sont les confusionnés, les déprimés, les agités, « au hasard de la circonstance, et qui ressemble plus à « l'antique chaîne des forçats au temps des bagnes métro- « politains qu'à un transfert collectif d'aliénés.

« Après ces épreuves, ces malheureux vont-ils enfin « trouver à l'asile le refuge où ils pourront se reposer de « leurs fatigues et soigner, sinon guérir leurs psychoses ?

« Avant de répondre à cette question, il est nécessaire de « se rendre compte de ce qu'est l'asile d'Aix en tant que « construction. Contrairement à beaucoup d'asiles de pro- « vince, aménagés plus ou moins sommairement pour re- « cevoir des aliénés, l'asile actuel d'Aix a été construit « primitivement pour les aliénés. Il n'en vaut pas mieux « pour cela. C'est le type de l'ancien asile, le type prison « ou caserne cher aux vieux psychiâtres, des bâtiments « tous symétriques, tous calqués sur le même type unifor- « me, des préaux enserrés de murs élevés, le tout entouré, « comme de raison, d'un mur d'enceinte. »

Est-ce que vraiment cet état de chose est convenable ? Il est possible de faire mieux pour les pauvres aliénés, et dans cette question, particulièrement, c'est une faute grave que de ne pas suivre les progrès de la science de notre époque. Le récent et scandaleux procès d'Aix a, d'autre part, montré jusqu'où pouvait aller la cupidité des hommes et quelles hautes garanties d'honorabilité on est en droit d'exiger de ceux à qui l'on confie la santé de nos malades. A juste raison, le docteur Helme, rédacteur en chef de la *Revue de Médecine et de Chirurgie,* s'est indigné et a flétri, en quelques pages vigoureuses, les criminels qui s'abaissaient à voler de pauvres déments.

« A cet asile d'Aix, écrit-il, où un employé d'économat « fusilla le Directeur, les fous n'étaient pas du côté que

« l'on pense, le vol était partout et la gabégie et la préva-
« rication, et l'on ne sait ce que l'on doit davantage haïr,
« des loups dévorants qui, à l'asile, pillent, volent, tuent,
« ou des mauvais bergers chargés de les surveiller, qui
« ferment les yeux pour ne pas voir, se bouchent les
« oreilles pour ne pas entendre...

« Si l'on craignait si peu de piller le bien des malades,
« c'est que ceux-ci, importés d'Afrique pour la plupart,
« étaient hors d'état de se faire comprendre. A quoi bon
« se gêner, n'est-ce pas ? avec des arbis ou des nègres ? »

Le personnel d'Aix était-il seul coupable ? Il est à craindre que non ; et, à ce sujet, nous voulons citer quelques passages du travail du docteur Gervais, montrant que le vol et la perversion morale la plus complète peuvent aussi se rencontrer dans le personnel algérien.

« Des infirmiers cupides de l'hôpital d'Alger, nous dit-
« on, et nous le constatons avec peine, n'hésitent pas à
« soustraire à des malheureuses leur chevelure, qu'ils cou-
« pent sans pitié quand elle est belle et touffue. »

.....« Ces gardiens et ces gardiennes sont-ils toujours
« sans reproches ? Une indiscrétion m'a permis de savoir,
« qu'il n'y a pas longtemps, la Préfecture, sur une plainte
« de la famille, dût faire incarcérer, puis relaxer sans
« bruit, une gardienne, une mégère qui, en cours de route,
« avait subtilisé à des malades confiées à sa garde, des bi-
« joux de prix !!! Et puis il faut voir à l'arrivée des pa-
« quebots de la Compagnie Transatlantique à Marseille, ce
« qui se passe.....

« Ah ! tout finit par transpirer ; on n'en parle pas, mais
« tout finit par se savoir... Ces gardiens n'ignorent pas
« qu'en France le tabac d'Algérie est beaucoup goûté, et
« puis il coûte moins cher ; on peut, grâce à son colpor-
« tage, s'attirer bien des petits profits, surtout lorsqu'on
« a réussi à le soustraire à ses droits fiscaux... ce n'est

« pas, en vérité, une accusation que je veux porter là, mais « il est venu à mes oreilles que, lors du débarquement et « aussi par la promesse d'un *traitement plus doux* sur ter- « re, en cours de route, quand le paquebôt approche des « côtes, on camisole d'une main sûre et ferme l'aliéné, « après avoir, au préalable, bourré sa camisole de paquets « de l'herbe chère à Nicot : Le bateau accoste bientôt et « alors on pousse devant soi rapidement l'aliéné à terre : « Prenez garde, il est dangereux ! ... Laissez passer vite ! ... « Ah ! qu'il nous tarde bien d'être à Aix ! » Douaniers, « ouvrez les yeux ! humanité, baissez la tête !!! »

Enfin, et c'est par là que nous voulons terminer ce lugubre exposé, les morts eux-mêmes ne sont pas à l'abri de la rapacité des vivants. Ils en ont souffert durant leur vie, ils deviendront après leur mort, un objet de commerce. Point n'est besoin de sépulture pour des Arabes ou des indigents ; on peut, par un moyen très simple, à la fois faire des économies sur l'ensevelissement et réaliser un bénéfice supplémentaire. L'Administration hospitalière d'Aix vend à la Faculté de Montpellier, pour des études anatomiques, les corps des Indigènes non réclamés !...

« Bien qu'attentatoire au dernier chef à la doctrine de « l'Islam, écrit le docteur Levet (*Annales médico-psycholo-* « *giques*, 1909), la livraison de ces corps au scalpel serait « sans inconvénient, puisque les malades l'ignorent, la chose « étant faite avec toute la discrétion possible. Et pour ma « part, je ne verrais aucun mal à ce que cette livraison soit « faite gratuitement. Mais ce profit macabre, *perinde ac* « *cadaver*, tiré par l'asile sur l'aliéné, m'a toujours paru « un peu cynique et amoral et je ne connais pas d'asile « autre que celui d'Aix qui l'emploie. »

Peut-être les misérables réalités que nous venons de signaler et celles dévoilées récemment par les assises hâteront-elles la solution de ce projet qui est pour l'Algérie une obligation : *l'assitance hospitalière des aliénés algériens.*

DEUXIÈME PARTIE

Le principal but de notre effort est de hâter la solution de cette assistance médicale des aliénés algériens, en montrant précisément :

1° Que le nombre des aliénés d'Algérie justifie la création d'un asile ;

2° Que ce nombre est en progression constante ;

3° Que leur transfert en France diminue leurs chances de guérison ;

4° Que leur séjour en France augmente leur mortalité.

Ces divers arguments ne peuvent avoir de réelle valeur que s'ils sont appuyés par des chiffres et des statistiques. Les renseignements que nous apportons, ont été tirés des registres hospitaliers d'Alger, Oran et Constantine, mais nous avons eu le regret de constater que ces registres eux-mêmes avaient parfois des lacunes regrettables. Nous avons également consulté les comptes-rendus des séances des Conseils généraux des trois départements algériens, et là aussi la précision nécessaire manque souvent. Les statistiques relatives aux aliénés font quelquefois défaut. Nous signalerons au fur et à mesure toutes ces omissions, qui sont cependant tout à fait inexcusables, car, si la question des aliénés ne peut intéresser tout le monde, la bonne tenue des registres est un devoir pour toute administration.

Pour établir le nombre total des aliénés du département d'Alger, le moyen le plus précis est de nous en rapporter aux statistiques présentées chaque année aux Conseils généraux ; ces statistiques comprennent, en effet, tous les malades qu'entretient le département dans les asiles de la Métropole, c'est-à-dire non pas seulement ceux entretenus à l'asile d'Aix, qui sont, il est vrai, la majorité, mais aussi tous ceux entretenus à Albi, à Pierrefeu, à Bron, etc., etc.

Les statistiques de 1910 n'ayant pas encore été soumises au Conseil Général, force nous est donc de nous en rapporter à celles de 1909.

En cette année, le nombre total des aliénés entretenus en France, par le seul département d'Alger, était de 586.

Les plus récents procès verbaux des séances des Conseils Généraux d'Oran nous donnent, pour ce département, le chiffre de 370.

Enfin, nous trouvons pour les départements de Constantine, en 1909, le chiffre de 268 aliénés ; ce chiffre avait été quelque peu supérieur, l'année précédente, il s'élevait en effet à 272.

Nou savons donc, en totalisant ces chiffres, qui sont les moyennes les plus récentes et les plus précises que nous ayons, les résultats suivants :

Alger	586
Oran	370
Constantine	272
Total........	1.228

L'Algérie a donc actuellement une population hospitalière de 1.228 aliénés.

Quelques remarques sont ici nécessaires. Ce chiffre actuel de 1.228 aliénés serait-il le même si un asile existait en Algérie ? Tout porte à croire que non et que ce chiffre devrait être au moins doublé :

1° En effet, si les familles algériennes et les indigènes avaient la possibilité de soigner sur place leurs aliénés, elles pourraient plus facilement se résoudre à les placer dans un établissement, et, de ce chef, un certain nombre de chroniques (idiots, épileptiques, déments séniles, paralytiques généraux, etc.) viendraient augmenter la proportion de déments hospitalisés.

2° D'autre part, conformément à la décision du Conseil Général (1852), l'administration continue à n'envoyer, à Aix, que les individus « dont la séquestration s'impose pour le bien public ». C'est ce qui explique pourquoi les médecins d'Aix sont unanimes à reconnaître que les aliénés algériens présentent des formes d'aliénation dont les caractères principaux sont la tendance à la violence et aux manifestations sexuelles. Il est à croire que si un asile existait en Algérie, un grand nombre de déments indigents, qui circulent dans les rues d'Alger et d'ailleurs, y trouveraient la place qui leur conviendrait ;

3° Une autre considération nous permet d'affirmer que ce nombre d'aliénés hospitalisés augmenterait dans de notables proportions. C'est que beaucoup de psychoses aigues, surtout des psychoses d'intoxication : délire alcoolique, délire kiffique, même quelques cas d'excitation maniaque, sont mis en observation à Mustapha, et y trouvant rapidement un amendement à leur état, sont ensuite directement rendus à la vie sociale, sans passer, heureusement pour eux, par la fatigue et les aléas d'un séjour à Aix.

Tous ces malades ne sont pas compris dans les

statistiques que nous ont fournies les Conseils Généraux, mais comme, effectivement, ils font dans les maisons de traitement un séjour plus ou moins long, nous devons en tenir compte dans notre évaluation ;

4° Enfin, il est plus que probable que l'administration militaire dirigera ses aliénés sur l'asile de la Colonie, quand cet asile existera, et les aliénés militaires formeront un nouvel appoint à sa population ;

5° En dernier lieu, les constatations de tous les médecins d'asiles s'accordent sur ce point que la tuberculose est, en France, une des grandes plaies des asiles d'aliénés. Etant donnée la grande douceur du climat algérien, pourquoi n'envisagerait-on pas la possibilité de recevoir certains aliénés de la Métropole ; ce serait l'inverse de la situation actuelle, aussi bien au point de vue régime qu'au point de vue résultats.

Pour toutes ces considérations, nous pouvons donc estimer que le chiffre actuel de 1.200 aliénés que nous donnent les rapports officiels devra être au moins doublé.

De plus, comme il résulte des rapports des Inspecteurs généraux de l'Assistance aux aliénés, « que, « dans nos départements de France, le chiffre cons- « taté des aliénés connus dans une région au moment « où un asile spécial s'y crée, double au bout des « cinq ans qui suivent son ouverture ». Il est fort probable qu'il en sera de même en Algérie, et que, par conséquent, nous devons estimer la population du futur asile à une moyenne de 4.000 malades.

C'est le chiffre que nous proposons à l'Administration. Ce chiffre s'accorde sensiblement avec les résultats des statistiques du regretté professeur Trolard, qui indiquait les proportions suivantes selon les races :

Français	1,5 %
Israëlites	1,7 %
Musulmans	0,07 %
Etrangers	0,02 %

Si nous voulons nous en tenir aux aliénés hospitalisés, il nous semble que le chiffre de 4.000 doit être considéré comme une moyenne et qu'il faut compter sur un maximum de 6.000 actuellement pour toute l'Algérie. Il est évident que ce chiffre même de 6.000 ne représente pas la totalité des aliénés algériens. D'après les statistiques les plus récentes, la proportion des aliénés internés représente le tiers du chiffre total des aliénés. Un simple exemple fera voir que cette estimation est peut-être encore inférieure à la réalité. Dans le département de la Seine, où l'assistance aux aliénés est, il est vrai, très bien organisée, on compte 15.000 aliénés hospitalisés pour une proportion de 3.850.000 habitants. Enfin, le canton de Zurich relève, dans ses statistiques, un aliéné sur 103 individus normaux.

En tenant compte de tous ces résultats, si nous recherchions quel serait, en Algérie, le nombre total des aliénés, tant hospitalisés qu'en liberté, nous verrons que, pour une population de 5 millions d'habitants, il faudrait bien compter en tout 25.000 aliénés.

Toutes ces considérations de statistiques comparées n'ont pas qu'un intérêt purement théorique, elles s'appliquent également à l'ordre social ; nous relevons ce passage (*Bulletin du Comité de l'Afrique Française*, 10e année, page 69) :

« Seuls, les faits qui frappent l'imagination retiennent « l'attention et font réagir. Quelques cas de mort causés « par la foudre ou la rage jettent la terreur, alors qu'on « reste presque indifférents devant les milliers de victimes

« de la tuberculose ou de la fièvre typhoïde. Et il en est
« ainsi pour les méfaits dus aux aliénés.

« L'opinion ne s'émeut pas des actes anti-sociaux qu'ils
« commettent journellement. Trop souvent, il est vrai, on
« en ignore la cause, mais même quand elle est connue,
« on les accepte comme inévitables ; le fatalisme convient
« peut-être aux orientaux, mais il ne peut se concilier
« avec les exigences du progrès. »

Même dans les milieux où l'assistance aux aliénés est bien organisée, les feuilles locales rapportent fréquemment des actes délictueux ou criminels accomplis soit par des aliénés en liberté, soit par des *demi-fous*, ces déséquilibrés et dégénérés de toute espèce qui forment l'élément agressif, violent et malfaisant, de tous les mouvements populaires.

En ce qui concerne l'Algérie, nous avons retrouvé, dans le *Bulletin médical de l'Algérie*, trois articles du docteur Rouby, ayant trait à des aliénés criminels.

Dans le premier (*Bulletin Médical de l'Algérie* n° 11, p. 425, novembre 1903), un kabyle, nommé Oubellil, tue sa femme dans les circonstances suivantes.

Nous relatons sa déposition :

« La nuit dernière, j'étais couché avec ma femme, lors-
« qu'on est venu frapper à ma porte ; je me suis levé, j'ai
« pris mon pistolet et mon fusil chargé, je suis sorti et
« j'ai monté la garde autour de ma maison. Ma femme a
« fermé la porte derrière moi... Après avoir monté la garde
« quelques temps encore, n'ayant aperçu personne, je suis
« rentré chez moi, j'ai frappé à la porte fermée en dedans.
« ma femme est venue m'ouvrir. Alors, comme je me ren-
« dais à mon lit et que ma femme allait refermer la porte,
« j'ai aperçu dans l'entre-bâillement un indigène qui s'en-
« fuyait. J'ai demandé, en colère, quel était cet indigène.
« J'ai supposé que cet homme était un amant, et, furieux,
« j'ai déchargé mon pistolet sur ma femme. »

Oubellil avait montré auparavant des signes manifestes d'hallucination, il entendait des coups à sa porte, voyait des assassins autour de lui, se sentait enfin persécuté : il devait devenir un persécuteur assassin. Dans la suite de cette observation, on peut constater que les mêmes idées de persécution le poursuivirent dans sa prison. Plusieurs fois, il se livra à des voies de faits sur ses co-détenus. Dans ses conclusions, le docteur Rouby admet l'irresponsabilité complète et, considérant ce malade comme très dangereux, préconise l'internement.

Le second cas, rapporté par M. le docteur Rouby (*Bulletin Médical de l'Algérie,* 1905, n° 16, p. 573), est celui d'un indigène, B... Larbi, atteint de délire systématisé avec association d'idées de grandeur :

B... Larbi *se croit* propriétaire d'un troupeau de chèvres, et, quand il croit qu'on lui vole ses bêtes, il devient criminel ; il a déjà à son actif l'assassinat d'un arabe qui, prétend-il, lui a volé une chèvre ; un attentat contre un Européen que, pour la même raison, il a blessé grièvement d'un coup de couteau ; enfin, l'incendie en plein jour du gourbi d'un de ses coreligionnaires.

Cette seconde observation du docteur Rouby tend à prouver :

1° Qu'un aliéné en liberté constitue toujours un danger public ;

2° Qu'en Algérie, lorsque la justice, en présence d'aliénés criminels, reconnaît leur état d'esprit, les déclare irresponsables et les met en liberté. Alors, au lieu d'être internés, ils retournent dans leurs villages et continuent d'être la terreur d'une région ;

3° Que la légende des arabes déments devenus un

objet de la vénération des indigènes est absolument fausse ; les populations supportent, à regret, ces malheureux et demandent qu'on en débarrasse leurs douars.

Enfin, son plus récent article (*Bulletin Médical de l'Algérie*, 1908, n° 17, 15 novembre, p. 625), se rapporte à un européen persécuté devenu persécuteur :

« Au commencement de juin de cette année, on lisait « dans les journaux d'Alger l'histoire d'un crime commis « dans la rue Lalahoum. Un sieur Ramon, après avoir dé- « jeuné dans un petit bar de cette rue, où il venait pour « la première fois, sans aucune espèce de raison apparente, « se précipitait sur le garçon de café et lui enfonçait son « couteau dans la poitrine.

« L'histoire, au point de vue mental, de ce Ramon, comme « celle de l'assassin de notre cher confrère, M. le docteur « Moutet, prouve combien il est dangereux de laisser les « aliénés circuler en liberté. On les croit inoffensifs, jus- « qu'au moment où ils frappent et tuent. On les interne « *après*, au lieu de les interner *avant*. Pour ne pas attenter « à la liberté d'un être privé de raison, on lui laisse toute « latitude d'attenter à la vie précieuse de beaucoup de « gens. La place d'un fou est dans l'asile, elle n'est pas « dans la rue ou à travers champs. »

Je puis rapporter, pour ma part, le cas suivant :

Me promenant à la Kasbah, tout dernièrement, je m'approchai d'un groupe entourant un indigène, un nommé R..., qui exécutait des danses obscènes ; il portait à la face une longue cicatrice encore suintante ; de plus, ses gestes, sa physionomie, tout dans son aspect trahissait l'aliéné ; en interrogeant mes voisins, j'appris qu'il y a une quinzaine de jours, en avril 1911, il avait tenté, dans des terrains vagues situés entre la Prison Civile et le cimetère d'El-Kettar, de consommer sur un jeune ndigène un acte de pédérastie. Aux cris poussés par l'enfant, un autre indigène accourut et gratifia l'ignoble individu d'un violent coup de rasoir, qui lui fit une magistrale balafre.

Pour une fois, l'intervention survint à temps ; malheureusement, ce fut une intervention individuelle, et, dans la question qui nous occupe, la seule intervention efficace ne peut venir que de la Société : c'est l'internement.

Cet indigène constitue un danger très grand pour les personnes et les enfants qu'il rencontre. La police, pourtant, le laisse errer à sa guise dans nos rues et sur nos chemins, quitte à rééditer ses ignobles attentats.

En présence de pareils actes, trop souvent renouvelés, hélas ! ne peut-on se demander si la Société ne pourrait prendre des mesures plus efficaces pour se préserver elle-même, et la question d'un asile d'aliénés criminels trouve ici sa place, naturellement.

L'impulsion de cette idée fut donnée par l'Angleterre avec son « Broadmoor criminal Lunatic Asylum » ouvert en 1863. Les autres nations européennes mirent quelque temps à suivre ce mouvement ; mais le principe est actuellement universellement admis et chaque Etat possède au moins un asile d'aliénés criminels.

La question a fait, en 1900, l'objet d'un rapport présenté au Conseil supérieur de l'Assistance Publique par M. le docteur Regnard (*Annales Médico-psychologiques* 1901, p. 63), et, en 1910, au Congrès international de Médecine Légale, qui fut tenu à Bruxelles, M. Mathé envisageait, à propos de la question de la responsabilité atténuée, « les lois faites dans les dif-« férents pays et les lois à faire concernant les alié-« nés ordinaires et la responsabilité atténuée. »

Pour ce qui nous occupe, on comprend qu'un aliéné criminel ne peut être placé ni dans une prison, où, comme aliéné, il ne trouvera pas le traitement qui lui convient ; ni dans un asile où, comme criminel, on ne pourra le sequestrer de façon satisfaisante. Il faudra donc, pour les aliénés criminels, un établissement spécial tenant le milieu entre l'asile et la prison, soit un asile-prison.

Voici quelles sont les conclusions du rapport du docteur Régnard :

1° Il sera créé sur le territoire de la République, au fur et à mesure des besoins, des asiles spéciaux pour l'internement et le traitement des aliénés criminels ;

2° Ces établissements seront dénommés : Asile d'Etat pour les aliénés criminels. Les frais de construction et d'installation seront supportés par l'Etat, les frais d'entretien des internés seront acquittés par les départements en conformité des prescriptions de la loi de 1838 ;

3° La population de ces asiles comprendra :

a) Les individus condamnés et devenus aliénés pendant l'accomplissement de leur peine ;

b) Ceux qui auront été reconnus aliénés au cours de l'instruction ou du procès, et acquittés comme tels ;

c) Exceptionnellement, les individus signalés comme spécialement dangereux par les médecins, dans les asiles ordinaires ;

4° Les condamnés devenus aliénés dans la prison seront placés dans l'asile spécial par ordre de M. le ministre de l'Intérieur. En dehors de ce fait, aucune décision ne pourra être prise sans une expertise médico-légale, qui devra être entourée de toutes les garanties désirables.

Ces dispositions, évidemment, ne peuvent être réalisées en Algérie avant un assez long délai ; mais il nous semble que la Colonie, envisageant en ce moment l'assistance de ses aliénés en Algérie, doit prévoir aussi l'hospitalisation des aliénés criminels.

Tous nous avons encore présent à la mémoire les tragiques circonstances de l'assassinat du regretté docteur Moutet. L'assassin avait fait un séjour à Aix, en était sorti non guéri, toujours en possession d'idées délirantes et d'hallucinations. A son retour à Alger, se voyant refuser l'entrée de l'hôpital, il attendit, armé d'une hache, à son passage le docteur Moutet et lui fendit le crâne. Il est évident que cet individu n'aurait pas dû sortir aussi tôt de l'asile d'Aix ou, du moins, être minutieusement surveillé après sa sortie.

En tous cas, en présence d'un pareil crime, l'individu, en raison de son état mental, est déclaré irresponsable ; et, placé dans un asile, il peut y guérir de son affection, c'est l'exception. Le plus souvent, c'est un dégénéré qui devient criminel sous l'influence d'une psychose occasionnelle ou d'une intoxication alcoolique ou autre. Il reste un certain temps à l'asile, guérit de sa psychose, et est remis en liberté ; mais son *terrain* persiste plus irritable encore. Cet individu est rendu à la Société, il peut retrouver dans son milieu les mêmes causes d'excitation, les mêmes influences provocatrices, et, au bout d'un certain temps, commettre un nouveau crime dont il ne sera pas plus responsable que du premier. La même série peut se reproduire indéfiniment ; aucune loi sociale ne pourra protéger les individus contre les délires homicides d'un aliéné.

Toutes ces questions, qui ont fait l'objet de longues délibérations aux récents Congrès de Médecine Légale, ont donné lieu aux propositions suivantes, qu'il nous a semblé intéressant de recueillir :

M. Lebrun

Procéder à un examen sommaire de tout délinquant ou criminel au début de l'instruction ouverte à sa charge.

Colloquer dans un asile, à la disposition de l'autorité judiciaire, tout individu reconnu aliéné.

Maintenir en détention longtemps, sinon pendant toute la vie, les criminels qui, à cause de certaines défectuosités mentales, sont prédisposés à être anti-sociaux, et principalement les récidivistes.

M. Mathé

(Conclusions du travail présenté par lui au Congrès de Médecine légale, 1910, *Bulletin Médical*, p. 783.)

....

3° Lorsque l'expertise médicale aura démontré que l'inculpé présente une diminution de son état psychique, susceptible d'atténuer sa responsabilité sans l'exclure, le juge pourra, en cas d'acquittement, ordonner l'internement du prévenu dans une maison de santé, et, en cas de condamnation, prescrire que la peine sera exécutée dans un asile-prison.

Cette mesure sera ordonnée par la Cour d'Assises ou le tribunal qui prononceront l'acquittement ou la condamnation et, par le même jugement ;

4° La reconnaissance de la responsabilité atténuée ne saurait constituer une circonstance atténuante au crime. Elle n'a d'effet que sur l'exécution de la peine et non sur sa durée. Toutefois, les prévenus de cette catégorie ne sont passibles que de peines d'emprisonnement ;

5° Le condamné subira sa peine à l'asile-prison. Il y sera d'abord interné et soumis à un traitement spécial approprié à son état. Il accomplira sa peine de prison une fois sa guérison obtenue. Le temps de l'internement sera imputé sur la durée de la peine prononcée ;

6° Toute modification sérieuse dans l'état psychique du condamné sera signalée par le Directeur de l'asile-prison au Procureur. Celui-ci désignera alors trois médecins-experts, à l'effet d'examiner le détenu et statuera sur les conclusions de leur rapport. Si le condamné est, par eux, considéré comme guéri, le Procureur ordonnera qu'il cesse d'être traité pour commencer à subir sa peine.

Si, au contraire, le condamné est déclaré atteint d'aliénation mentale, le Procureur ordonnera son transfert immédiat dans un asile d'aliénés ;

7° Trois mois avant l'expiration de la peine le Directeur de l'asile-prison adressera un rapport au Président du Tribunal civil du ressort. Celui-ci désignera trois experts qui devront séparément et à des époques différentes dans le cours des deux derniers mois de la peine, procéder à l'examen du condamné.

Le libérable pourra se faire examiner également par un médecin-expert supplémentairement, choisi par lui et faire présenter ses observations au tribunal par son avocat ;

8° Le condamné reconnu complétement guéri sera libéré sous réserves des prescription éditées à l'article suivant. Le condamné jugé par le tribunal insuffisamment guéri et inapte à reprendre la vie normale, sera envoyé dans un asile de sûreté et maintenu en état d'internement conditionnel.

Il y sera soumis tous les deux ans à un examen médical dans les conditions prévues à l'article VII. Il pourra dans le cours de cet internement conditionnel, soit par lui-même, soit par l'intermédiaire de son avocat, solliciter sa mise en liberté, laquelle ne pourra être prononcée par le Tribunal que dans les formes et après les épreuves ci-dessus indiquées pour la liberation ;

9° Le sujet libéré est l'objet d'une surveillance directe et astreint pendant deux ans à la résidence. Il sera à l'expiration de la première et de la deuxième année convoqué à l'asile et soumis à un examen médical. S'il est reconnu définitivement guéri, il jouira de sa liberté comme tout autre citoyen, sinon il pourra être soumis à un nouveau séjour à l'asile de sûreté ;

10° L'asile-prison et l'asile de sûreté sont sous la surveillance du Procureur qui est seul compétent pour statuer sur les changements d'états en cours d'exécution de la peine. Le tribunal civil du ressort de l'asile est, au contraire, seul compétent pour statuer sur la libération à l'expiration de la peine et sur la continuation, la cessation ou la reprise de l'internement conditionnel ;

11° L'organisation intérieure de l'asile-prison et de l'asile de sûreté sera l'objet d'un décret ou d'un règlement d'administration publique.

Enfin, le Congrès adopta à l'unanimité le vœu suivant :

« Le Congrès, considérant d'une part l'augmentation de « la criminalité juvénile ; d'autre part, qu'elle est due à « l'accroissement du nombre des enfants anormaux, es- « time qu'il y a lieu d'entreprendre en tous pays le dépis- « tage de ces enfants anormaux, ainsi que leur traitement, « et félicite le Gouvernement et les Municipalités qui ont « déjà réalisé cette œuvre morale et humanitaire. »

La loi Dubief, votée à la Chambre et en instance devant le Sénat, apportera quelques modifications heureuses à la loi de 1838 et, particulièrement, règlera au point de vue législatif cette question des aliénés criminels, qui constituait une formidable lacune à l'ancienne loi de l'Assistance aux aliénés.

En somme, l'Algérie ne peut se dispenser de suivre dans leurs conceptions scientifiques et humanitaires les aliénistes et médecins légistes de tous les pays et *elle doit* prévoir, à côté de l'assistance à ses aliénés ordinaires, l'assistance aux aliénés criminels. C'est une mesure de sécurité que l'Etat doit aux citoyens.

Nous avons vu dans le précédent chapitre que le nombre total des aliénés algériens est de 1.200 ; c'est le chiffre que donnent les statistiques actuelles, mais si nous envisageons les statistiques précédentes, nous pourrons constater que ce nombre a toujours été en progressant.

Voici, en effet, la preuve de cette allégation :

En 1874, il y avait, au compte de l'Algérie, 200 aliénés exportés dans les asiles de la Métropole.

En 1880, ce nombre montait à 361.

En 1883, ce nombre montait à 500.

Années	Alger	Oran	Constantine	Totaux
1884....	291	138	159	588
1885....	306	141	163	610
1886....	348	144	186	678
1887....	353	164	201	718
1888....	372	165	213	750
1889....	354	218	206	778
1890....	339	176	226	731
1891....	318	176	221	715
1892....	312	180	228	720
1893....	353	191	220	767
1894....	»	»	»	»
1895....	409	206	181	800
»	»	»	»	»
1903....	522	206	220	948

Et en l'année 1909, nous atteignons le chiffre de 1.228. Nous n'avons pu compléter cette statistique que pour le seul département d'Alger, les comptes rendus des séances des Conseils Généraux d'Oran et de Constantine n'étant pas encore collectionnés à la Préfecture d'Alger, et aucun service au Gouvernement général ne s'occupant de ce travail de centralisation :

En 1896,	le département	d'Alger	hospitalisait	451	aliénés
1897	—	—	—	451	—
1898	—	—	—	453	—
1899	—	—	—	453	—
1900	—	—	—	480	—
1901	—	—	—	436	—[1]
1902	—	—	—	pas de statist.	
1903	—	—	—	522	aliénés
1904	—	—	—	527	—
1905	—	—	—	549	—
1906	—	—	—	571	—
1907	—	—	—	560	—
1908	—	—	—	563	—
1909	—	—	—	586	—
1910	—	—	—	564	—

Comme on peut le voir dans le tableau précédent, l'augmentation du nombre des malades entretenus par le département se continue d'année en année. Cette progression existe-t-elle dans le nombre des admissions dans les hôpitaux d'Alger, Oran et Constantine ? C'est ce que vont nous donner les tableaux suivants :

---

(1) Compte-rendu des séances du Conseil général, octobre 1901 ; rapporteur, M. Bordo :

« Votre troisième Commission appelle votre attention « sur le nombre toujours croissant des aliénés qui est « actuellement de 436 au lieu de 415 en 1899 (? !) » Nous ne pouvons que souligner sans commentaires ce fragment de rapport officiel.

Nombre d'aliénés admis dans les Hôpitaux
(1901-1910)

ANNÉES	ALGER			ORAN			CONSTANTINE			TOTAL
	Hommes	Femmes	TOTAL	Hommes	Femmes	TOTAL	Hommes	Femmes	TOTAL	
1901.......	114	75	189	52	28	80	22	6	28	297
1902.......	102	65	167	32	39	71	23	7	30	268
1903.......	97	80	177	62	33	95	19	7	26	298
1904.......	114	66	180	48	25	73	37	8	45	298
1905.......	138	70	208	48	38	86	26	13	39	333
1906.......	131	79	210	49	38	87	28	19	47	344
1907.......	90	51	141	53	28	71	32	8	40	351
1908.......	134	91	225	59	32	91	28	7	35	351
1909.......	115	88	203	54	40	94	18	11	29	326
1910.......	100	82	182	49	56	105	18	10	28	315

On peut conclure, en somme, que l'augmentation est générale. Les causes de cette augmentation sont diverses et d'abord cela tient à l'augmentation de la population ; cette augmentation est un fait pour toutes les nations européennes, mais elle a été, depuis la conquête, particulièrement rapide en Algérie.

Il faut aussi faire entrer en ligne de compte la grande extension de l'alcoolisme, ce fléau du monde civilisé, auquel l'arabe lui-même, quoique protégé par ses lois religieuses, ne peut résister.

La syphilis, si fréquente chez les Indigènes, manifeste chez les Européens, surtout dans les classes instruites, plus élevées en organisation cérébrale, une prédilection marquée pour les localisations nerveuses.

Faut-il souligner dans cet ordre d'idées ce fait, que

les progrès scientifiques de notre époque, en réduisant au minimum les emplois manouvriers, amènent conséquemment une augmentation des travaux intellectuels et des professions libérales, favorisant ainsi les localisations cérébrales des divers états pathologiques ?

En ce qui concerne l'Algérie, comme dans tous les pays neufs, il faut signaler aussi les brusques déconvenues qui accompagnent les fortunes hâtivement amassées et non moins rapidement disparues. Enfin, les cas heureusement assez rares de ce qu'on a voulu appeler « la Névrose coloniale ».

Toutes les causes précédemment citées peuvent intervenir dans la progression constante du nombre des aliénés. Toujours est-il que cette progression est un fait certain et que, dans les projets de création d'un asile pour la Colonie il faut nécessairement en tenir compte pour évaluer de façon équitable le nombre de malades qu'il devra pouvoir contenir.

Au cours de ce travail, nous avons déjà signalé ce fait, que le transfert des aliénés algériens dans la Métropole diminue leurs chances de guérisons, et, comme nous l'avons dit au début de cette seconde partie, nous tenons à apporter des chiffres précis à l'appui de nos affirmations.

Or donc, voyons d'abord dans quelles proportions guérissent les aliénés métropolitains.

Les rapports des Inspecteurs généraux du service des aliénés nous donnent la moyenne de 30 pour cent. Ce chiffre n'a rien d'excessif, nous savons d'ailleurs que dans les petits asiles, dans les maisons de santé, où l'on ne recueille qu'un petit nombre de malades fortunés, cette proportion est de beaucoup dépassée. M. le docteur Rouby a d'ailleurs signalé ce fait dans sa pétition au Conseil Général en date du 21 juillet

1897 ; il nous a déclaré que, dans sa villa de la Vallée des Consuls, le taux des guérisons de ses pensionnaires atteignait 52 pour cent. C'est là un résultat dont on peut être fier, mais, pour le moment, tenons-nous-en à la moyenne de 30 pour cent accusée par les Inspecteurs des asiles. Cette moyenne est-elle atteinte par les aliénés algériens en traitement à l'asile d'Aix ?

Pour nous baser sur ce point, nous pouvons apporter les statistiques prises en 1891, 1892, 1893, parues dans les travaux du *Comité d'Études*, novembre 1897 :

Guérisons

ANNÉES	DÉPARTEMENTS	GUÉRISONS			PROPORTIONS %		
		Hommes	Femmes	TOTAL	Hommes	Femmes	TOTAL
1901	Alger	17	8	25	8.3	6.9	7.9
	Oran	5	»	5	4.8	»	2.8
	Constantine	4	3	7	3.3	3.1	3.2
	TOTAUX	26	11	37	6.0	3.8	5.2
1902	Alger	14	12	26	7.4	9.7	8.3
	Oran	5	3	8	4.6	4.3	4.4
	Constantine	12	4	16	9.7	3.8	7.0
	TOTAUX	31	19	50	7.4	6.3	6.9
1903	Alger	16	10	26	7.4	7.2	7.4
	Oran	2	1	3	1.6	1.4	1.5
	Constantine	5	5	10	4.2	4.8	4.5
	TOTAUX	23	16	39	5.1	5.1	5.1

Comme on peut le voir d'après ce tableau, la moyenne de guérisons en 1892 aurait été de 6,9 %. En 1891 et en 1893, la même moyenne n'aurait été que de 5,1 %. On pourrait nous objecter que ces moyennes se rapportent à une date relativement éloignée et que le taux des guérisons a pu s'élever depuis. En réponse à cette objection, voici des moyennes plus récentes prises par le docteur C. Gervais, en 1905 et 1906 :

ANNÉES	GUÉRISONS		AMÉLIORATIONS		ARABES		TOTAL
	Hom.	Fem.	Hom.	Fem.	Hom.	Fem.	
1905.......	7	9	3	1	1	»	20
1906.......	14	15	4	2	3	1	35

Le nombre des malades algériens internés à Aix était, en 1905, de 549 et, en 1906, de 571. Par conséquent, le taux des guérisons fut en 1905 de 3,64, et en 1906, de 6,13.

Comme on le voit, la moyenne, au lieu d'augmenter, n'a pu que baisser. Que faut-il en conclure ?

Le plus sage est d'admettre avec l'auteur de l'article du *Bulletin du Comité d'Etudes* de 1897 que les moyennes de guérison accusées en 1891, 1892 et 1893, doivent être sujettes à des réserves : « Nous ne demandons pas mieux, dit-il, que de croire même à ce faible taux ; mais il nous est permis de formuler à ce sujet des réserves formelles. Beaucoup de nos confrères sont comme nous : ils sont encore à compter les aliénés algériens qui sont revenus guéris des asiles de la Métropole. »

C'est exactement ce que disait déjà, en 1892, le docteur P. Gérente : « Les guérisons des aliénés algériens dans les conditions actuelles de notre Assistance (à part les alcooliques), je ne puis que le répéter après mes confrères de France, sont l'exception ». On voit que depuis, et même d'après les statistiques les plus récentes des médecins de l'asile d'Aix, la situation n'a guère changée.

A quoi tient un pourcentage si minime de guérison chez les aliénés algériens. Nous croyons pouvoir en indiquer les causes.

C'est d'abord le retard dans le début du traitement ; l'administration garde les malades en observation pendant un certain laps de temps à l'hôpital de Mustapha où, par suite de l'encombrement, il est illusoire de compter sur un traitement sérieux. Présentement, il s'y trouve un aliéné espagnol, mais dont la nationalité est plus ou moins sujette à contestation. Le Consul d'Espagne refuse de s'en charger, et le département ne veut pas prendre à sa charge ses frais de traitement à Aix. Il est donc depuis sept mois et demi au Service d'observation de l'hôpital de Mustapha, victime d'une obstination qui, si elle n'était odieuse et inhumaine, serait simplement ridicule.

Quant aux familles, étant donné que l'asile est à deux jours de voyage, elles ne se décident que fort difficilement à la séparation des êtres qui, malgré tout, leur sont chers. Encore faut-il, pour cela, que l'aliéné ait montré quelques symptômes dangereux ou offensifs.

On ne se résigne à le faire interner que lorsque la maladie est déjà avancée et trop souvent malheureusement, est devenue incurable.

Une autre question se pose alors. Un malade peut-il se guérir à Aix ? Il arrive là dans un milieu où tout lui est étranger. Après une traversée pénible, on le place dans cet hôpital, souvent sans renseignements sur ses antécédents, sur sa famille. Personne ne vient le voir, personne ne s'intéresse à lui, point d'amis, point de parents dont les visites habilement autorisées par le médecin-traitant deviendraient un puissant adjuvant du traitement ; aucune action morale n'est possible sur lui.

S'il s'agit d'un Indigène, la chose est plus terrible encore ; il arrive dans l'asile et n'y trouve personne qui le comprenne. A son point de vue, tout est vexations et voici ce qu'écrit, à ce sujet, M. le docteur Meilhan :

« Dès l'arrivée, une première vexation est réservée au « malade indigène, la plus pénible de toutes, celle contre « laquelle il ne manque jamais de se révolter ; il sera « contraint de se dépouiller de son costume national pour « endosser la livrée réglementaire. S'il n'est encore que « dément, il en deviendra gâteux ; s'il s'agit d'un agité, il « aura vite réduit en loques ce costume qui le gêne dans « ses mouvements, et, si notre malade a conservé quel- « ques lueurs d'intelligence, ce seront pendant plusieurs « jours des récriminations incessantes et des supplica- « tions réitérées pour revenir au burnous national ; trop « heureux encore, lorsqu'il pourra se faire comprendre de « l'interprète improvisé dont le délire laisse une porte « ouverte à des traductions fantaisistes et contradictoi- « res.

« Tel est l'état d'esprit de notre indigène à son entrée « à l'asile, cela peut s'appeler de la révulsion intellectuelle.

« D'autres mécomptes encore attendent le malade au « seuil de l'établissement. C'est ainsi qu'il attendra plu- « sieurs jours avant de s'habituer à la nourriture qu'on « lui présente. Ici plus de couscous, plus de café, mais « immédiatement et sans transition, la soupe et l'inva- « riable ragoût, pas un vestige de sa religion, pas une « apparente mosquée ; autour de lui, des figures, un lan-

« gage qu'il ne connaît pas. Pas un gardien arabe pour « interprète, s'il a quelques idées à exprimer, à qui les « confier ? A qui s'adresser s'il a quelques réclamations à « faire ? De visites de parents, d'amis, de coreligionnaires, « il ne saurait en être question à des milliers de lieues de « sa tribu ; et pour ce qui est de sa correspondance, c'est « à peine si quelques kabyles sédentaires pourront entrer « en relation avec leurs femmes et leurs enfants. Si encore « le médecin de l'asile pouvait gagner sa confiance et lui « apporter quelques paroles de consolation ; mais, là en- « core, il se heurte à la différence des langues, et, incom- « pris, isolé, il s'abandonne sans mesure à des divagations « délirantes et entre de plein pied dans la chronicité.

« Dès lors agissent sur lui toutes les influences débili- « tantes contre lesquelles son organisme affaibli déjà par « la maladie mentale sera bientôt incapable de réagir ; et, « pour ne parler que du climat, il est certain qu'il fait « parmi nos arabes de nombreuses victimes. Il suffit de « considérer le tableau que nous avons donné des causes « de mortalité pour juger des ravages que la phtisie fait « parmi ces malades ; encore bien des cas de tuberculose « ont-ils dû passer inaperçus ! Cette constatation, quelque « pénible qu'elle soit, vaut bien qu'on s'y arrête. Elle est « la condamnation la plus sévère du régime d'hospitali- « sation des aliénés d'Algérie. »

Ces lignes écrites en 1896 (Meilhan : L'aliénation mentale chez les Arabes. Etude de nosologie comparée (*Annales médico-psychologiques*, Paris, 1896) sont encore vraies à l'heure actuelle. En somme, les facteurs principaux de cette très faible proportion de guérisons sont :

1° Le retard dans le début du traitement ;

2° La traversée sur mer et le changement de milieu avec toutes ses conséquences, surtout désastreuses pour les Indigènes.

a) Coutumes diamétralement opposées ;

b) Impossibilité de communiquer dans leur langue ;

c) Eloignement de la famille et ,par conséquent, impossibilité absolue de tout traitement moral.

Nul doute que toutes ces causes agissant sur l'organisme comme autant d'influences délibitantes, ainsi que le constate le docteur Meilhan, ne soient également des facteurs importants dans la proportion considérable de décès constatés.

Pour les décès, nous retrouvons, sur d'anciennes statistiques datant de 1849, la proportion énorme de 90 %, proportion qui jamais ne fut atteinte dans les Moristans les plus barbares de la civilisation musulmane. Plus tard, dans son rapport vers l'année 1873, le docteur Constant estime cette mortalité à 49 %. Suivant les estimations plus récentes des docteurs Taguet et Voisins, la mortalité atteindrait 90 % et serait rapide. Ce chiffre de 90 % est également accusé par les docteurs Brau et Bencq, qui se sont occupés de la question (cités par M. le docteur Helme, *Revue de Médecine et de Chirurgie*, Février 1911).

La statistique la plus récente que nous ayons est celle du docteur Meilhan, en 1896, qui donne la proportion de 53,52 %.

Tous ces chiffres sont véritablement effrayants, si l'on songe que les aliénés métropolitains meurent dans la proportion de 13 % seulement. Et ces chiffres si élevés de mortalité pour les malades algériens ne s'accordent guère avec les chiffres officiels. Tous les chiffres que nous venons de citer ont été apportés cependant par des médecins de l'Asile d'Aix, des Inspecteurs généraux du service des aliénés et leur bonne foi ne saurait être suspectée.

Nous donnons à titre de simple renseignement les statistiques officielles de 1891, 1892 et 1893.

Décès

ANNÉES	DÉPARTEMENTS	NOMBRE			PROPORTIONS %		
		Hommes	Femmes	TOTAL	Hommes	Femmes	TOTAL
1891 Moyenne générale : 8.1	Alger........	24	7	31	11.8	6.1	9.7
	Oran.........	10	5	15	9.6	7.0	8.5
	Constantine..	7	5	12	5.7	5.1	5.4
	TOTAUX...	41	17	58	9.5	5.9	8.1
1892 Moyenne générale : 6.4	Alger........	15	5	20	7 9	4.0	6.4
	Oran.........	6	4	10	5.6	5.5	5.5
	Constantine..	9	7	16	7.3	6.7	7.0
	TOTAUX...	10	16	46	7.1	5.3	6.4
1893 Moyenne générale : 9.8	Alger........	30	11	41	14.0	8.0	11.6
	Oran.........	10	4	14	8.1	5.7	7.2
	Constantine..	9	11	20	7 9	10.6	9.1
	TOTAUX...	49	26	75	10.8	8.3	9.8

Comme on peut le voir, ces moyennes de *8,1, 6,1* et *9,8* accusent une trop forte différence avec les statistiques des médecins de l'asile d'Aix, et le plus sage est d'admettre la dernière en date, celle du docteur Meilhan donnant la proportion de 52 %.

La grande cause de cette excessive mortalité est la tuberculose, et tous les praticiens sont d'accord sur ce point : les Arabes qui séjournent en France, contractent très facilement cette redoutable maladie et sont emportés par elle très rapidement. N'ayant pas, à ce sujet, d'expérience personnelle, nous nous en rapportons volontiers aux avis autorisés des docteurs Meilhan, Gervais et Levet, médecins de l'asile d'Aix.

« Autant les affections cérébrales sont rares parmi les « causes de léthalité, écrit le Dr Meilhan, autant la phtisie est fréquente...... »

.....« Sur 258 décès, 53, c'est-à-dire 20,54 pour cent sont « dus à la phtisie. »

D'après le docteur Gervais, qui apporte à l'appui de sa thèse des statistiques prises par lui en 1906, cette proportion des décès dus à la tuberculose s'élève à 50 % sans exagération : sur 14 indigènes décédés dans l'année, 7 sont morts de tuberculose.

Enfin, voici ce que nous dit dans son rapport, en 1909, le docteur Levet (*Annales médico-psychologiques*, Paris, 1909) :

« Nombre de ces malades arrivent à l'asile en puissance « de tuberculose, certains ont même des lésions avancées, « mais à l'asile ces lésions évoluent avec une rapidité fou- « droyante.

« La statistique médicale de l'asile d'Aix, pour 1906, est « intéressante à consulter. En 1906, il est entré à l'asile « 104 aliénés coloniaux, dont 28 indigènes et 76 euro- « péens. Si, relativement aux Européens, la proportion des « Indigènes admis est de 26,92 pour cent, la proportion des « Indigènes décédés est de 58 %. A remarquer que sur les « 14 Indigènes, 11 sont décédés dans la première année de « leur séjour à l'asile, alors que sur les 24 colons, 8 seu- « lement ont succombé dans leurs premières années de « séjour. Cette proportion de décès d'aliénés Indigènes, « relativement aux décès d'aliénés coloniaux Européens

« semble, après ce qui vient d'être dit, très démonstrative
« et si on la compare à la proportion des admissions, elle
« confirme l'infériorité du placement des aliénés Indigènes
« par rapport à celle identique cependant des placements
« de colons dans un asile métropolitain ; c'est que, si ces
« conditions sont égales, les individus ne sont pas égaux
« devant elles.

« Sur ces 38 décès coloniaux, 13 sont imputables à la
« tuberculose pulmonaire ; mais sur ces 13 tuberculeux
« coloniaux décédés, 7 étaient des Indigènes !

« En résumé, la mortalité énorme des Indigènes dans
« cet asile métropolitain est peu imputable à la forme
« d'aliénation, mais à la tuberculose. »

Tous ces chiffres parlent d'eux-mêmes, et nous ne pouvons guère les accompagner de commentaires plus ou moins éloquents. Nous souhaitons seulement que, mieux éclairés sur la réalité de la situation de nos pauvres aliénés, les représentants de l'Algérie hâtent le plus possible la construction d'un asile. C'est, j'ose le croire, l'œuvre humanitaire la plus pressante et la plus méritoire qu'ils puissent accomplir à l'heure présente.

———

TROISIÈME PARTIE

Nous avons vu par quelles phases a dû passer le projet de création d'un asile d'aliénés en Algérie ; nous avons établi que toutes les statistiques recueillies jusqu'à présent militent en faveur de ce projet. Il nous reste à exposer quelques considérations relatives aux diverses races d'Algérie, aux formes plus spéciales d'aliénation qu'elles peuvent présenter, et aux particularités auxquelles peut donner lieu leur internement.

Il nous semble que tout ce que nous allons exposer peut être utile à envisager avant d'aborder le côté purement matériel de la construction de l'asile depuis si longtemps projeté.

A deux reprises déjà, nous avons mentionné ce fait que, pour les Musulmans, le fou est un inspiré et a droit à toute leur vénération. Il y a lieu de distinguer, pourtant, à ce sujet, la conception philosophique et la conception populaire. Celle-ci est la plus ancienne et paraît être le reliquat des anciennes croyances animistes de tous les peuples primitifs : n'en trouve-t-on pas des traces même en France à l'heure actuelle, où l' « *Innocent* » est regardé comme un protégé de Dieu, et protège, à son tour, le toit qui le reçoit. (*L'Arlésienne,* d'A. Daudet.)

Chez les Musulmans, le vocable dont on se sert, pour désigner un fou, un inspiré, un extatique, est : *Medjdoub* ; la racine de ce mot est *djdeb*, qui deviendra *djbed*, qui veut dire tiré, attiré : le *medjdoub* est un *être attiré à Dieu, ravi.*

L'expression courante de *mahboul* est employée plutôt dans un sens péjoratif pour indiquer un fou, un égaré. Tous les voyageurs ou sociologues qui ont écrit sur la société musulmane ont signalé cette conception de l'aliénation mentale.

« Dans tout l'Orient, écrit le Dr Furnari (*Annales mé-*
« *dico-psychologiques*, année 1893), la folie est généra-
« lement regardée comme une maladie sacrée envoyée aux
« hommes par quelque bon ou mauvais génie ; comme les
« Turcs, les Arabes sont indulgents pour les aliénés tran-
« quilles ; ils les cachent dans le sein de leur famille, les
« entourent de soins et de respect, et souvent même d'un
« espèce de culte ; ce n'est que dans le cas de folie fu-
« rieuse, que l'on songe aux moyens de répression. »

Nous nous rappelons avoir lu dans le délicieux ouvrage du peintre Eugène Fromentin, *Un été dans le Sahara*, cette aventure qui arriva à l'auteur :

Une route pénible, mais pleine de radieuses impressions pour le peintre, a conduit la petite caravane près de la demeure d'un riche indigène qui leur offre l'hospitalité. Sur le seuil, Fromentin avise un espèce de vieillard difforme et dépenaillé qu'il prend pour un mendiant, et sans façon, lui remet ses bagages pour s'en débarrasser. Quel n'est pas son étonnement de voir au repas du lendemain, le même indigène tenir des propos sans suite, accompagnés de gestes incohérents, et le maître du logis, au lieu de le faire chasser, lui témoigner d'une affabilité presque respectueuse. Le vieillard était un pauvre dément à qui l'on donnait entière hospitalité pour attirer sur la maison les bénédictions du ciel.

L'hospitalité que le Musulman donne aux fous inoffensifs dépasse même souvent la mesure des convenances. Les fous peuvent avec impunité se livrer dans la rue à des gestes obscènes, et des auteurs dignes de foi, comme Bertholon, Moreau de Tours et Pelissier de Raynaud, rapportent les méfaits de ces individus qui, en pleine rue, au besoin protégés par les burnous de leurs coreligionnaires, peuvent se livrer à l'acte sexuel :

« Les femmes qui ont subi l'outrage d'un fou, nous dit « Dilhan, s'en glorifient comme d'une faveur providen- « tielle. » « Le Musulman, être jaloux par excellence, ne « proteste en aucune façon, s'il plait à quelque fou d'avoir « des rapports avec une de ses femmes ou une de ses « filles. Il existe à leur bénéfice, une véritable prostitu- « tion d'un caractère religieux.

.....« Et s'il est méritoire pour une femme mariée arabe « ou pour une fille de satisfaire la lubricité d'un fou, « même en public, rappelons que c'est un crime pour une « prostituée de vendre ses faveurs à un infidèle (Bertho- « lon). »

Le fou bénéficie donc, dans la société musulmane, d'une sorte de tolérance respectueuse, du moins tant que sa folie est inoffensive ; mais si l'aliéné devient dangereux, il est considéré comme possédé par un *djinn* ou démon. (A notre connaissance, il en existe un dans la tribu située au-dessous du Fort-l'Empereur, qui, lui, est pris par une *djinnia*. Quand ces hallucinations le prennent, il se livre à des simulacres de lutte et de morsures ; jusqu'à présent, il n'a causé de dommages à personne.)

La possession démoniaque est une croyance également fort ancienne et très ancrée dans les populations. Les fouilles effectuées en Assyrie, ces derniers temps, ont permis de retrouver des espèces de coupes en forme d'assiettes dont les bords auraient été relevés ; sur le plat étaient gravées des formules d'incantation. Lorsqu'un individu était possédé par le démon, on faisait appel à l'intervention sacerdotale et le prêtre, en grand cérémonial, enfermait le mauvais génie dans une coupe et le jetait à la mer.

Les Arabes ont hérité de ces coutumes ; chez eux, le djinn était enfermé dans une sorte de bouteille et détruit.

Les mauvais esprits pouvaient posséder même des animaux. Ne trouve-t-on pas, d'ailleurs, dans le *Nouveau Testament,* l'histoire de ces démons qui coururent ensuite se jeter à la mer ? Quoique deux mille ans nous séparent de ces civilisations, ne sait-on pas qu'actuellement encore, dans certaines régions retirées de la Bretagne et de l'Irlande, on attribue le défaut de croissance de certains enfants à ce fait que les mauvais génies ont dérobé le vrai enfant dans son berceau et lui en ont substitué un autre ; pour amener le démon à rendre aux parents l'enfant qu'il a pris, on bat et on torture la pauvre petite victime ; quelquefois, la mort est la suite de ces barbares cruautés et la justice doit intervenir, comme nous l'apprenaient, il y a peu d'années, les feuilles des quotidiens.

D'ailleurs, les mauvais traitements, et en particulier la bastonnade, ont, de tous temps, fait partie de la thérapeutique des affections mentales chez les nations peu civilisées. Témoin le conte suivant des *Mille et une Nuits :*

Un individu pauvre et misérable se plaint de sa condition au puissant calife Haroun al Rachid. Celui-ci, au moyen de certaines soporifiques drogues, le fait endormir et transporter dans son propre palais. A son réveil, l'individu se trouve en lieu et place d'un puissant monarque et agit comme tel pendant une journée. Mais, de nouveau endormi il est reconduit à sa demeure première et replacé dans sa misérable condition ; l'illusion de la veille ne l'a cependant point quittée et, se croyant toujours le calife, il commande et agit en conséquence. Considéré immédiatement comme un fou, il est bastonné d'importance jusqu'à ce que guérison s'ensuive.

C'est le même thème qui fit le sujet du *Songe d'une Nuit d'été* et du *Dormeur éveillé.*

Pourtant, la bastonnade ne constituait pas toute la thérapeutique et, nous avons vu plus haut, que l'isolement et l'incarcération s'imposaient souvent. D'autre part, nous savons que, dans leurs traités de Médecine, Avicenne et Averroës avaient fort bien distingués et décrits la mélancolie et que, à certaines formes d'agitation, ils savaient appliquer à propos le traitement hydrothérapique. Ces pratiques sont, d'ailleurs, employées actuellement encore dans certaines tribus.

Quant à la conception philosophique musulmane de l'aliéné, elle se rapporte à la théorie philosophique des « falâcifa » et se trouve magistralement exposée par Moïse ben Maïmoun, dit le Maïmonide, dans son *Guide des Egarés* (traduction de Munq. t. 2, p. 81, cité par M. le professeur L. Gauthier dans son très intéressant ouvrage : *La théorie d'Ibn Rochd* (Averroës) *sur les rapports de la religion et de la philosophie*) :

« Sache que la prophétie, en réalité, est une émanation « de Dieu, qui se répand, par l'intermédiaire de l'intellect « actif, sur la faculté rationnelle d'abord, et ensuite sur « la faculté imaginative ; c'est le plus haut degré de « l'homme et le terme de la perfection à laquelle son « espèce peut atteindre.

.....« L'activité la plus grande et la plus noble de la Fa- « culté imaginative n'a lieu que lorsque les sens se repo-

« sent et cessent de fonctionner, et c'est alors qu'il lui « survient une certaine inspiration qui est en raison de « sa disposition et qui est la cause des songes vrais et « aussi celle de la prophétie. »

.....« Il est nécessaire d'appeler ton attention sur la na- « ture de.... cette émanation divine.... par laquelle nous « pensons et par laquelle nos intelligences sont supérieures « les unes aux autres. C'est que, tantôt elle arrive à un « individu dans une mesure suffisante pour le perfection- « ner lui-même sans aller au-delà de son propre perfec- « tionnement, tantôt elle dépasse ce perfectionnement (de « sorte qu'il lui en reste) pour le perfectionnement des « autres. »

Dans la théorie musulmane, le *Medjdoub* est assimilé au Prophète ; Dieu a retiré la raison du fou : celui-ci, alors, ne peut réfléchir que la raison divine, *L'Intellect actif* dont parle Maïmonide, et qui, nous dit Ibn Tofaïl, se répand en un rayonnement continu comparable à celui du soleil, mais dont les rayons sont reçus et réfléchis à des degrés divers par les divers corps du monde sensible.

Telles sont en somme, les idées des philosophes relatives à l'aliénation. Le Coran, quoi qu'en ait dit certains auteurs, ne fait aucune mention des fous et de la folie et ne leur consacre aucun verset.

Par contre, les préceptes hygiéniques qu'il contient, contribuent à préserver le Musulman des atteintes de la folie :

« O croyants ! le vin, les jeux de hasard, les statues et « le sort des flèches sont une abomination inventée par le « Démon ; abstenez-vous-en et vous serez heureux ! »

De plus, cette doctrine de fanatisme aboutit à l'anéantissement de la personnalité, empêche le progrès et l'effort intellectuel et nous avons dit plus haut combien manifestes étaient les rapports entre l'aliénation et la civilisation. Pas d'alcool, pas de civilisation, que pouvait de plus le prophète pour préserver de la maladie le cerveau des croyants !

Si Mahomet ne s'est pas occupé du fou, en revanche les juriconsultes ont déterminé avec précision les obligations de la société vis-à-vis du fou.

Le Livre de jurisprudence de Sidi Kellil nous renseigne sur la façon dont peuvent être réglés les appétits sexuels des aliénés : si le fou est marié, on lui donne une tutelle chargée de le surveiller ; le tuteur est obligé de veiller aux besoins de l'aliéné, et il doit lui conduire successivement chacune de ses femmes ; mais seulement lorsqu'elles peuvent jouir de cette visite.

S'il s'agit d'une folle, le mari lui fera concurremment avec ses autres femmes un partage égal de ses nuits et il ajoutera à chaque nuit la journée qui suivra. (Sidi Kellil, t. II, p. 503).

Tels sont les principaux documents que nous avons pu recueillir sur la conception musulmane de l'aliéné et de l'aliénation.

Quant aux causes de la folie et aux différentes formes qu'elle peut revêtir, nous avons vu que, par déduction, il faudrait à peu près éliminer l'alcoolisme et le surmenage intellectuel. Pratiquement, cette proscription ne doit pas être absolue, et l'on trouve dans les villes et dans les régiments de tirailleurs, quantité d'indigènes qui passent outre aux prescriptions coraniques et boivent de l'alcool comme de vulgaires infidèles. Chez les femmes arabes, c'est un vice de presque toutes les prostituées. D'après nos statistiques de 1900 à 1905, sur 107 arabes aliénés, l'alcoolisme est signalé 27 fois dans les causes de leur maladie. Il est moins fréquent chez la femme où nous trouvons une seule fois l'alcoolisme sur 21 malades.

ce qui donnerait une proportion de 5 % d'alcooliques. D'après le docteur Meilhan, la proportion serait un peu plus faible. 22,89 % des indigènes soignés à l'asile d'Aix sont alcooliques.

Quant aux formes de la folie qu'ils peuvent présenter, nous avons pu constater, et d'autres l'ont constaté avant nous, que son principal caractère était la tendance à la violence. Voici quelques observations dues au docteur Scherb, à l'appui de nos dires :

Baghdouri Djelloul ben Tahar. — Manie avec délire impulsif homicide. Epilepsie. Détenu : prévention de meurtre sur la personne de son fils. Premier accès connu. Folie continu avec exacerbation. Santé médiocre.

Guiti Saad ben Ali. — Lypémanie. Idées de suicide. Arrêté pour meurtre de sa belle-mère. Tentative de suicide et de mutilation. Ne mange que par contrainte. Amaigrissement.

Aït Amar Meziane Hacine ben Slimane. — Manie. Délire de persécution. Impulsions violentes homicides, suivies d'exécution.

En l'année 1902, sur 23 malades musulmans qui ont séjourné à l'Hôpital de Mustapha, 17 se sont fait remarquer par leurs impulsions violentes, parfois même homicides. Rappelons les trois cas rapportés par M. le docteur Rouby à la Société de Médecine d'Alger (*Bullet. Méd. de l'Alg. Loco citato*).

Donc la folie chez les Indigènes présente une tendance particulière à la violence.

Elle présente aussi une tendance très marquée aux manifestations sexuelles : la sodomie et la pédérastie sont chez eux très répandues.

L'appoint alcoolique est assez important : 20 %.

L'appoint kiffique le serait moins, d'après nos statistiques, en effet, il n'est que de 5 %. Ce chiffre, si l'on en croit le docteur Malignon, serait plus élevé en Tunisie, où les fumeurs de kiff formeraient une fraction importante de la population des asiles. Le kiffisme se manifeste surtout par un éréthisme génésique avec tendance aux actes obscènes et impudiques, extases, rires, hallucinations.

La syphilis ne donne que très rarement lieu chez les Arabes à des manifestations cérébrales.

Nous trouvons dans notre statistique de 1900 à 1910, portant sur 207 indigènes, 5 paralytiques généraux, dont :

Yaklef Mohammed ben Abdelkader, 28 ans, journalier ;

Guemoulti Abdelkader, 55 ans, officier en retraite.

L'alcool paraît seul en cause dans le premier ; dans le second, l'alcool et la syphilis coexistent. Les professions des malades sont très différentes et ne peuvent éclairer le diagnostic. Il nous semble que chez les Arabes, l'alcoolisme joue le rôle de cause prédisposante au même titre que chez nous la syphilis et le surmenage intellectuel.

Ce chiffre que nous donnons de 2,12 % est très faible. Le docteur Meilhan, d'Aix, n'a relevé dans ses statistiques aucun cas de paralysie générale ; le docteur Levy, à Tunis, en a trouvé 3 en 9 ans.

Tous ces résultats ne concordent guère avec ceux relevés au Caire par le docteur A. Marie : 4,5 %. La raison en est simple ; c'est le docteur A. Marie qui nous la donne : « Si les auteurs précédents n'ont pas « observés plus d'Arabes paralytiques, c'est qu'ils « se sont trouvés privés des conditions favorables

« pour ce faire par l'inexistence de tout asile d'alié-
« nés du Nord de l'Afrique française. »

La manie aiguë chez les Arabes est très fréquente : 35 % des cas d'après notre statistique ; la manie chronique l'est aussi, mais dans des proportions quelque peu inférieures.

La mélancolie, d'après ce qu'a observé le docteur Meilhan, serait plus particulière aux Kabyles.

L'épilepsie est assez fréquente chez les Musulmans. De 1900 à 1910, nous relevons 19 musulmans épileptiques pour 20 Européens, ce qui, étant donné le nombre des entrées indique une forte proportion d'épileptiques chez les Musulmans.

Les psychoses de dégénérescence atteignent plutôt les Arabes que les Kabyles.

On trouvera, au reste, dans le tableau ci-après, un aperçu des principales formes d'aliénation chez les Musulmans et de leur fréquence.

Statistique des formes d'aliénation mentale

(Hôpital de Mustapha : 1900 a 1910)

RACES	INFIRMITÉS PSYCHIQUES								PSYCHOSES									
									GÉNÉRALISÉES								Systématisées	
	Idiotie		Epilepsie		Demence		Paral. gén.		Manie		Mélancolie		Confusion mentale		Alcool. kiff.		Délires	
	H.	F.	H.	F.	H.	F.	H.	F.	H.	F.	H.	F.	H	F.	H.	F.	H.	F.
Européens du Nord	6	7	5	5	13	27	23	4	55	76	19	37	9	5	96	23	78	75
Européens du Midi.	»	5	2	3	5	12	9	2	11	34	11	12	1	1	34	3	20	48
Maltais	»	»	4	1	1	1	2	»	7	1	1	»	»	2	2	»	1	3
Israélites...........	7	2	1	1	4	8	5	3	9	9	4	4	2	3	6	1	8	6
Musulmans	12	1	18	1	20	4	5	3	52	17	10	4	7	2	27	2	37	9

Il nous reste à parler de l'hospitalisation des Indigènes. A notre avis, les quartiers indigènes et européens doivent, dans les plans de l'asile futur, être distincts, comme aussi le régime, l'ameublement et l'habillement. Une simple natte suffit au repos de l'Arabe. Qu'on lui conserve, en outre, sa chéchia et son burnous, comme habillement ; quant à sa nourriture, il est facile de la lui faire aussi conforme que possible à ses habitudes.

En se conformant aux coutumes des Indigènes, l'Administration réalisera, nous en sommes persuadés, une sérieuse économie, sur le matériel, sur l'habillement et la nourriture.

D'ailleurs, l'hospitalisation des Musulmans, telle qu'elle est pratiquée actuellement, ne va pas sans de sérieux inconvénients pour eux, et surtout dans le cas d'aliénation mentale.

Voici ce qu'en dit le médecin-major Boigey (*Presse Médicale*, 21 septembre 1907) :

« Voici notre homme à l'hôpital. Il arrive, les infirmiers « le reçoivent. Ali s'étonne, se défie, est gêné. Le voilà « transporté sans transition dans un milieu dont le seul « aspect le trouble, lui enlève son habituelle tranquillité « d'âme. Ce sont les infidèles, objets des paniques de son « enfance qui le soignent. Les voici qui s'approchent. Com- « me il est sale, couvert de haillons sordides, ils s'empres- « sent autour de lui, se dévouent et le lavent. Ali s'en « étonne intérieurement. Il les trouve vraiment inférieurs « à sa noble personne musulmane ; et, loin d'être satis- « fait, se trouve surtout malheureux d'être tombé entre « leurs mains. Mis en présence d'un lit très haut sur- « monté de matelas propres et blancs, il songe aussitôt à « la simple natte étendue par terre. Il hésite, et finit par « s'y coucher, mais il s'y trouve si mal, que, resté seul, « il étend sa couverture sur le sol et s'endort sur elle.

« Voici l'heure du repas, Ali est perplexe. Il se demande

« avec inquiétude si les mets qui lui sont présentés ne « contiennent rien d'impur, rien qui ne soit prohibé par « le Coran. Son choix arrêté, il est stupéfait de se servir « d'une assiette, lui qui n'a jamais usé que d'écuelles de « bois, et encore pas toujours. Il traite cette vaisselle « comme il traitait ses ustensiles de bois, et la brise « involontairement.

« Son burnous, sa gandoura, son haïk, ses savattes lui « ont été enlevés pour être envoyés à la désinfection « ou au blanchissage. On lui a donné l'uniforme des ma- « lades. Ali se trouve mal à l'aise dans cet accoutrement : « il regrette l'ampleur de son burnous. Il est déconcerté « par l'étroitesse du col. Il renonce à utiliser les manches « de sa capote, qu'il jette sur ses épaules sans la bouton- « ner. Les effets qu'on lui a confiés ne tardent pas à subir « le même sort que la vaisselle.

« Un jour, sa tenue éveille les rires des malades Euro- « péens. Il en est profondément vexé.

« Un autre jour, pris d'un besoin naturel, Ali avise une « allée solitaire bien ensablée, ratissée avec soin, et s'y « accroupit. L'infirmier se précipite ; il est trop tard.

« On a bien donné à Ali les indications nécessaires, mais « il préfère le grand air pour certaines commodités. Use- « t-il des latrines, comme le Coran lui interdit l'usage du « papier écrit, de peur que le nom d'Allah ne s'y trouve « imprimé, il le remplace par des cailloux polis qu'il pré- « cipite dans les syphons, détraquant ainsi les appareils « sanitaires.

« Qu'à la place d'Ali soient entrés à l'asile un enfant ou « bien une femme, les mêmes faits se reproduisent, aggra- « vés d'inconvénients que les appétits sexuels des Musul- « mans expliquent et sur lesquels il ne convient pas d'in- « sister. »

Il est bon de tirer profit de ces judicieuses remarques et, en conséquence, de poser, en principe, la séparation des Indigènes et des Européens dans les plans du futur asile.

Formant la transition entre l'Arabe et l'Européen, l'Isréalite d'Algérie se trouve en notables proportions dans la population des asiles. De 1900 à 1904, sur 513 admissions, il y en eut 37 d'Israélites, soit une moyenne de 6,9 %.

Les Israélites se rendent à l'Hôpital beaucoup plus facilement que les Arabes ; l'amour familial est un trait dominant de leur caractère, et ils n'hésitent pas à confier leurs malades aux médecins :

« La question des aliénés chez les Israélites, écrit dans « sa thèse le Dr Bouquet, est un problème beaucoup moins « complexe que chez les Musulmans. Les Juifs, en effet, « sont bien moins hostiles aux mœurs européennes ; leur « religion n'est pas aussi puissante ; ce ne sont plus les « croyants, les fidèles, que sont les Musulmans ; ils ont su « se libérer en partie de l'esprit religieux. L'aliéné, pour « l'Israélite, est un malade que l'on soigne, et non plus « l'être surnaturel en quelque sorte des Musulmans. La « mentalité israélite est bien plus apte au progrès... Aussi « à un point de vue particulier, le problème des aliénés « sera bien plus facile à résoudre chez l'Israélite que chez « le Musulman. »

Dans notre projet, nous pouvons assimiler l'élément israélite à l'élément européen. Toutefois, il est bon de faire remarquer que dans cette race les psychoses sont très fréquentes ; c'est ce qui résulte de la thèse du docteur Trenga et des travaux de Pilez et H. Bouquet.

L'hérédité nerveuse est, chez eux, très chargée ; et l'on y trouve, plus fréquemment que dans les autres races, les maladies nerveuses et mentales : neurasthénie, tabès, hystérie, aliénation, etc...

Les causes principales de cet état de chose sont : la consanguinité et le surmenage cérébral que l'on trouve souvent chez les individus de ce peuple. Une compensation leur est réservée, semble-t-il, en ce sens que leurs psychoses, nous a dit le docteur Rouby, si elles sont fréquentes, sont aussi plus facilement et plus rapidement curables que chez les autres peuples ; peut-être en raison même de cette hérédité de terrain névropathique.

Il ne semble pas que l'alcoolisme soit en Algérie un facteur important des psychoses des Israélites. mais il n'en est pas de même au Maroc, où les Juifs consomment en grande quantité une espèce d'eau-de-vie de qualité très inférieure et, par ainsi, accroissent en conséquence leur hérédité nerveuse déjà si chargée. A Tunis, « beaucoup d'Israélites commencent à boire ce qu'ils appellent de la *boukha*, qui est de l'eau-de-vie de figue. Du reste, les Arabes usent aussi de cette liqueur (Bouquet).

L'hospitalisation des Israélites, étant donné leur assimilation aux Européens, ne présente aucune particularité, si ce n'est au point de vue de l'intérêt clinique.

Avant de conclure, il nous reste à dire un mot des populations européennes d'Algérie, et dans ces populations, nous devons surtout envisager les Français, les Espagnols et les Italiens. Comme nous pouvons le voir dans le tableau suivant, les Espagnols et les Italiens entrent en proportions notables dans le nombre total des aliénés : 99 sur 513, c'est-à-dire 19,15 %. Cette proportion de l'élément étranger peut s'élever surtout en Tunisie et dans le département d'Oran ; toutefois, il est à signaler que les aliénés espagnols sont en nombre relativement restreint en Oranie, où, cependant, l'élément espagnol est en majorité dans la population, ce qui s'explique par la mesure de rapatriement que prend le consul d'Espagne vis-à-vis de ses nationaux atteints d'aliénation mentale ; cette même mesure est également prise par le consul d'Espagne à Alger.

Hôpital Civil de Mustapha — Service Pinel

NOMBRE TOTAL DES ALIÉNÉS DE PASSAGE
1900-1904)

NATIONALITÉS	Hommes	Femmes	TOTAL
Français, Allemands, Suisses, Belges	141	132	273
Espagnols, Italiens................	41	58	99
Maltais	7	1	8
Israélites........................	21	16	37
Musulmans	105	21	126
TOTAUX..........	315	228	543

Les Français, qui sont la grande majorité de l'élément européen en Algérie, fournissent 50 % de la population des asiles. Ce que nous avons déjà dit plus haut à propos du nombre des aliénés et de la progression constante de ce nombre, trouve sa place ici. On ne saurait trop répéter, en effet, que le nombre et l'augmentation des aliénés en Algérie justifient la création d'un asile pour la Colonie.

L'urgence d'une maison de traitement ne s'est jamais mieux fait sentir qu'à l'heure actuelle.

Est-il besoin de faire remarquer toute l'utilité d'une création de ce genre pour la Faculté de Médecine elle-même ; les praticiens sont très souvent consultés par les autorités sur la responsabilité d'un criminel ou l'état mental d'un individu ; comment le médecin pourra-t-il répondre si, dans le cours de ses études, il n'a jamais vu d'aliénés ? Avant la transformation de l'Ecole d'Alger en Faculté, les étudiants pouvaient encore apprendre la médecine mentale en France avant de terminer leurs études. La psychiâtrie est une branche des plus importantes en médecine et il serait ridicule que, dans une ville qui possède une Faculté, il n'y ait pas au moins un asile d'aliénés, sinon une chaire de maladies mentales.

Il ne nous appartient pas ici de trancher la question au point de vue économique, mais nous pouvons en quelques lignes indiquer comment nous comprenons la création de cet asile.

Voici, en nous inspirant de nos travaux sur la question, et de toutes les considérations énoncées dans ce travail, quelle serait la solution de cette assistance médicale aux aliénés algériens.

1° Nous pouvons considérer les aliénés comme des malades, ceux qui sont porteurs d'un trouble fonctionnel ou organique de la substance nerveuse, sont des malades au même titre que les individus porteurs de lésions au cœur ou aux poumons.

Nous avons fait pour ceux-ci, des hôpitaux, des maisons de convalescence, des asiles pour les incurables, il nous faut envisager pareillement pour les fous :

a) Des hôpitaux pour traiter leurs maladies aiguës ou les épisodes aigus de leurs affections chroniques ;

b) Des maisons de traitement pour leurs maladies chroniques ou incurables ;

2° Pour réaliser en Algérie l'assistance hospitalière aux malades aliénés, dans les cas de psychoses aigües, il faut adjoindre aux hôpitaux, et au besoin au seul hôpital d'Alger, un pavillon spécial d'une centaine de lits environ, comprenant au même titre que les pavillons de diphtérie ou de chirurgie, une installation et un personnel *ad hoc*. On peut se contenter de faire dans cet établissement, la distinction des sexes, sans effectuer la distinction des races, sauf peut-être au point de vue nourriture et habillement, comme nous l'avons signalé à propos des Musulmans. Cet établissement servira encore de pavillon d'observation et de triage ne conservant que les cas aigus rapidement curables ;

3° Autant que possible, la connaissance de la langue arabe sera demandée à tout médecin d'un asile de la Colonie ;

4° L'enseignement des sciences psychiâtriques sera organisé à la Faculté de médecine d'Alger ;

5° L'assistance aux aliénés chroniques pourra comprendre une ou plusieurs colonies dans le seul département d'Alger ou dans les trois départements.

Dans ces colonies seront distinguées les diverses catégories d'aliénés, et, dans chaque catégorie, Européens et Indigènes. Des exploitations agricoles pourront être annexées à certaines de ces colonies (alcooliques et épileptiques chroniques). Outre que ces exploitations agricoles permettent à l'Administration de réaliser de sérieux bénéfices, elles constituent, dans certains cas, de puissants auxiliaires du traitement. Enfin, et quoique la question n'ait pas encore reçu de solution parfaite, il faut prévoir l'hospitalisation des aliénés criminels ;

6° L'Administration algérienne devra prévoir pour

le futur asile, une population de 4.000 malades, et les devis pourraient être asns inconvénients, vu l'augmentation croissante du nombre des aliénés, portés à 6.000 ;

7° Une entente est nécessaire entre les trois départements à ce sujet ; la solution de ce problème intéressant toute l'Algérie et l'urgence d'une maison de traitement pour les aliénés se faisant de plus en plus sentir.

RÉSUMÉ GÉNÉRAL ET CONCLUSIONS

I

Le projet de création d'un asile d'aliénés en Algérie, tour à tour adopté et ajourné par les Administrations algériennes, n'a pas encore reçu de solution.

II

La mesure actuelle, provisoire depuis 1844, est en tous points défectueuse : dispendieuse, inhumaine et anti-scientifique.

III

La nécessité et l'urgence de construire un asile pour les aliénés algériens est justifiée par :

a) L'importance du nombre total des aliénés ;

b) La progression constante de ce nombre depuis la conquête ;

c) Le pourcentage actuel des guérisons des Algériens fort au-dessous de la normale, dans les asiles métropolitains ;

d) Le chiffre élevé des décès et les proportions considérables de tuberculeux chez les Musulmans.

IV

L'aliéné, chez les Musulmans, est considéré non pas comme un malade, mais comme agissant sous l'influence d'une divinité.

La grande divergence des coutumes et des religions impose, dans un hôpital, la séparation des Musulmans et des Européens.

Le caractère particulier de leurs psychoses est la tendance à la violence et aux manifestations sexuelles. On signale aussi la fréquence de la manie et la rareté de la paralysie générale.

V

La conception des Israëlites sur les aliénés se rapproche de la nôtre ; chez eux, l'hérédité névropathique augmenterait à la fois la fréquence des psychoses et les chances de guérison.

VI

L'Assistance Médicale aux aliénés algériens doit comprendre :

a) Un pavillon d'hôpital pour les périodes aigues des maladies mentales ;

b) Plusieurs colonies avec exploitation agricole, où seront dirigés les chroniques et les incurables. Il faudra, dans ces Colonies, séparer l'élément européen de l'élément indigène ;

c) Un asile-prison et un asile de sûreté pour les aliénés criminels.

Une réglementation de l'Assistance aux aliénés criminels s'impose en vue de la sécurité publique.

VII

L'Administration devra prévoir une population d'asile d'au moins quatre mille malades.

VIII

Une entente est nécessaire à ce sujet entre les trois départements algériens.

IX

L'urgence d'un asile ne s'est jamais fait sentir plus

pressante qu'à l'heure actuelle. La création de la Faculté de médecine d'Alger et la nécessité d'un enseignement psychiâtrique ajoutent encore aux conclusions précédentes.

Fait à Alger, le 15 mai 1911.

Vu : *Le Président de thèse,*
H. Soulié.

Vu : *Le Doyen,*
Curtillet.

Vu et permis d'imprimer :

Le Recteur,
E. Ardaillon.

BIBLIOGRAPHIE

L'Alcoolisme, les maladies du système nerveux et le suicide dans l'armée française en 1902 (Algérie-Tunisie). (*Annales médico-psychologiques*, n° 1, 1906, p. 171.)

Aliénation mentale. — Influence de la civilisation, de la religion, du climat, etc., dans la production de cette maladie. (*Clinique de Paris*, 1829, p. 227.)

Aliénés à Madagascar (*Progrès Médical*, 7 avril 1900).

Les aliénés. — Travaux du Comité d'Etude des questions médicales particulières à l'Algérie (2ᵉ vol., 21ᵉ fascic., novembre 1897, page 325).

Alombert Goyet. — L'internement des aliénés criminels (Lyon, 1902).

Anglade. — Rapport sur la Loi Dubief à la Commission de la Soc. de Méd. Bordeaux (mars 1907).

Antonini. — Rapport médical sur l'Algérie.

Archives préfectorales d'Alger, d'Oran et de Constantine. (Compte-rendu des séances des Conseils généraux depuis 1860.)

Armaingaud. — Sur les moyens de faire aboutir les projets d'organisation de la médecine publique. (*Rev. d'hy.* Paris 1881. p. 147-157.)

Armand Marc. — Nécessité de créer des hôpitaux d'aliénés curables et de délirants. (Thèse de Lyon, 1901-1902, n° 106.)

Articles des différents Codes concernant la démence. (*J. de méd. mentale*, Paris 1861, p. 157-170.)

L'Assistance publique chez les indigènes musulmans d'Algérie. (*Bull. Médical de l'Algérie*, 1903, p. 365-386.)

AUZONY. — Des fermes-asiles ou de la colonisation des aliénés. (*Ann. méd. psych.*, Paris 1864, p. 107-125.)

BALFOUR (J.-G.). — An Arab physician on insanity. (*J. med. ment.*, sc. London, 1876, p. 241-249.)

BALLET GILBERT. — Le service des délirants de l'Hôtel-Dieu (*Presse méd.*, 15 juillet 1905).

BALLET GILBERT. — Leçon inaugurale de la Clinique des maladies mentales. (*Bul. Médical*, 13 mars 1909, p. 235.)

BANCROFFT. — Reception hospital and psychopathic wards in state hospitals for the insane. (*Transaction of the America Association*, vol. 14, p. 201.)

BARBIER. — Les fous et le mal de mer. (*J. de méd. et de pharm. de l'Algérie*, Alger 1884, p. 227-229.)

BATTAREL. — Quelques remarques sur la paralysie générale chez les indigènes musulmans algériens. (Thèse de Montpellier, 1902-1903, n° 20.)

BATTAREL (E.). — Les aliénés de l'hôpital civil de Mustapha. (*Bull. Méd. de l'Algérie*, Alger 1902, p. 224-245.)

BECHIR SFAR. — Assistance publique musulmane en Tunisie (Tunis, 1896).

BELLOC H. — Les asiles d'aliénés transformés en centres d'exploitation rurale, moyen d'exonérer, en tout ou en partie, les départements, des dépenses qu'ils font pour leurs aliénés, en augmentant le bien-être de ces malades et en les rapprochant des conditions d'existence de l'homme en société (in-8°, Paris 1862).

BENATTAR, EL HADJ SEBAÏ et ABDELAZIZ ETTEALBI. — L'esprit libéral du Coran (In-8, Leroux, Paris 1905).

BERGER-LEDRAULT. — Législation sur les aliénés et les enfants assistés. (*Ministère de l'Intérieur* (Berger-Ledrault, 1888.)

BILLOD E. — Des maladies mentales et nerveuses ; pathologie médecine légale. Administration des asiles d'aliénés, etc., Paris 1880, G. Masson, édit., p. 625. in-8°).

BILLOD. — De la dépense des aliénés assistés en France et de la colonisation considérée comme moyens pour les départements de s'en exonérer en tout ou en partie (in-8°, Paris 1861).

BINET M. — Recherches au sujet de l'influence des conditions météorologiques par rapport à la santé physique et morale (in-4°, Paris 1873).

BLANCHE. — De l'état actuel du traitement de la folie en France (in-8°, Paris 1840).

BOIGEY. — Etude psychologique sur l'Islam. (*Ann. méd. psych.*, juillet-août. et *France Médicale*, 1899, p. 389.)

BORREIL. — Considérations sur l'internement des aliénés sénégalais en France. (Thèse de Montpellier, 1907-1908, n° 25.)

BORDIES A. — La question de race en médecine. (*Dauphiné Méd.*, sept. 1893.)

BOUREY. — Prédisposition et immunité. (*Traité de pathologie générale*, de Bouchard, t. I).

BOUQUET H. — Les Aliénés en Tunisie. (Thèse, Lyon 1908-1909, n° 129.)

BRAULT J. — Les religions devant l'hygiène dans les pays coloniaux. (*Ann. d'Hygiène*, Paris 1903, p. 206-241.)

BRIÈRE DE BOISMONT. — De la colonisation appliquée au traitement des aliénés. (*Ann méd. psych.*, Paris 1862, p. 247-498. Discussion, p. 683-687.)

BRIÈRE DE BOISMONT. — Mémoire pour l'établissement d'un hospice d'aliénés (mémoire couronné). (*Ann. d'hyg. de Paris*, 1836, 39-120).

BROWER. — Traitement de la folie aiguë dans les hôpitaux généraux. (Congrès de Lisbonne, 1906.) (*The Journal of the american Association*, juillet 1906, et *Rev. neurologique*, 30 janv. 1907.)

Bulletin du Comité de l'Afrique Française, 19° année, p. 69.

BUCHANAN. — Insanity in the colored race. (*New-York, U. G.*, 1886, 67-70.)

Bulletin officiel du Ministère de l'Intérieur, 1836 à 1910. Dupont, éditeur, Paris.

CHARLIN et NAGEOTTE. — La vraie réforme du traitement des affections mentales à Bicêtre et à la Salpêtrière. (*Presse Méd.*, 29 Juin 1901.)

CHEINISS. — La race juive jouit-elle d'une immunité à l'égard de l'alcoolisme. (*Semaine Médicale*, 1908, n° 52.)

CHERIF AHMED. — Histoire de la médecine arabe en Tunisie. (Thèse de Bordeaux, 1907-1908, n° 33.)

CHERIF AHMED. — Etude psychologique sur l'Islam. (*Annales médico-psychol.*, mai-juin 1909.)

CLADEL. — L'assistance médicale indigène en Indo-Chine (in-8°, Challemol, Paris 1908).

DE CLERAMBAULT. — Le régime des aliénés en Angleterre. (*Ann. med. psych.*, 1908.)

CHARRON R. — A propos de l'organisation médicale des asiles d'aliénés. (*Ann. méd. psych.*, Paris 1897, 7, *s.* v. 1, p. 411-425.)

CHAMBARD. — Essai critique sur l'organisation médico-administrative du service des aliénés. (*Annales médico-psych.*, Paris 1890, p. 67-82.)

CULTERRE A. — De la démence paralytique dans la race nègre. (*Ann. méd. psych.*, Paris 1895, p. 220-225.)

COSSA. — Des modifications à apporter dans la législation française sur les aliénés. (*Inform. des aliénistes et des neurol.*, 1907-1908.)

COMPTES-RENDUS des Congrès de méd. lég. d'al. ment. et d'anthrop. crim. ; (Congrès Genève, 1907, rap. G. Ballet : expertise méd. lég. et responsabilité.)

CODE MUSULMAN, rite malékite, statut réel. Texte arabe traduction Seignette (in-8°, Challamel, Paris, 1878).

COMPTES-RENDUS du Congrès des aliénistes et neurologistes de Limoges (Lavauzelle, Paris 1901).

CORRE A. — L'ethnographie criminelle, d'après les observations et les statistiques recueillies dans les colonies françaises (Paris, 1894).

DARVEL. — La question des aliénés au point de vue législatif en France. (Thèse Paris, 1907.)

DE RIBIER. — Les aliénés aux colonies. (*Caducée*, Paris 1905, p. 103.)

DESMAZE. — Etude sur les législations anciennes et modernes relatives aux aliénés. (*Gaz. méd.*, Paris, 1873, p. 4, 85, 97, 137, 161, 177, 193, 209.)

DAGRON. — Des aliénés et des asiles d'aliénés (in-8°, Paris, 1875).

DU BLED. — Les aliénés à l'Etranger et en France. (*Revue des Deux-Mondes*, Paris 1886, p. 896, 933.)

DISCUSSION sur les asiles d'aliénés criminels. (*Ann. méd. psych.* 1882, p. 259-297.)

DI PIETRA SANTA. — Contribution des arabes au progrès des sciences médicales. (*J. d'hygiène*, Paris 1883, p. 157-163.)

DODIEAU. — Paralysie générale chez les Arabes. (*Le Caducée*, 20 avril 1907.)

DOUTTÉ. — Magie et religion dans l'Afrique du Nord (in-8°, Jourdan, Alger 1909).

DUBIEF. — Loi Dubief 1907. (*Informateur des aliénistes et neurologistes*, fév. 1907 ; *Bulletin officiel*.)

DROMINEAU. — (*Revue Philantropique*, fév. 1907.)

ESQUIROL. — Maison d'aliénés. (*Dictionnaire des sciences médicales*, Paris.)

EDDÉ J. — Avicenne et la médecine arabe. (Thèse de Paris, 1889, n° 162.)

FOVILLE. — De la construction et de l'administration des hôpitaux, d'après les récents travaux anglais. (*Ann. d'hygiène*, Paris 1881, p. 1-21.)

FABRET H.-J. — De la construction et de l'organisation des établissements d'aliénés (Paris, in-4°, 1852).

FROMENTIN Eug. — « Un Eté dans le Sahara ».

GAUTHIER L. — La théorie d'Ibn Rochd et les rapports de la religion et de la philosophie.

GÉRENTE. — L'assistance des aliénés en Algérie (Alger, 1893).

GÉRENTE. — Les Aliénés. (*Bulletin du Comité d'Etude des questions médicales algériennes*, 1897.)

GÉRENTE. — Archives départementales. (*Comptes-rendus des séances du Conseil général*, 1897-1911.)

GERVAIS C.-C. — Contribution à l'étude du régime et du traitement des aliénés indigènes d'Algérie, au point de vue médical et administratif. (Thèse de Lyon, 1906-1907, n° 122.)

GIRARD DE CAILLEUX. — De l'influence des translations des aliénés chroniques de la Seine dans les divers climats de France, au point de vue de la guérison des aliénés et de leur mortalité (in-8°, Paris 1862 ; *Bull. Acad.*, Paris 1861-1862, p. 700-708 ; *Gaz hebd. méd.*, Paris 1862, p. 391-457).

GIRARD DE CAILLEUX. — De la possibilité de couvrir la subvention départementale dans les asiles départementaux au moyen d'un excédent équivalent de recettes. (*Ann. méd. psych.*, Paris 1851, p. 582-596.)

GOMMA. — L'assistance médicale en Tunisie. Essai sur l'histoire de la médecine et de l'hygiène publique dans la Régence. (Thèse de Toulouse, 1904-1905, n° 585.)

GREGORY. — Réception hospitals, psychopathic wards and psychopathic hospital. (*Transaction of the America Association*, vol. 14, p. 207.)

GUÉGUAN. — Alcoolisme arabe. (*Revue Tunisienne*, Tunis 1906.)

GUYOT. — Variations de l'état mental et responsabilité. (Thèse de Bordeaux, 1896-1897, n° 11.)

HOCHE. — Manuel de psychiât. méd. legale. (Berlin, 1909 : A. Hüsschwald.)

HENYER. — L'infirmerie indigène en Algérie. (*Caducée*, Paris 1903, p. 95.)

HELY D'OISEL. — La question des asiles d'aliénés départementaux. (*Tribune Médicale*, Paris 1883, p. 121-133.)

JEANSSELME. — La condition des aliénés dans les colonies françaises, anglaises et néerlandaises d'Extr.-Orient. (*Presse Médicale*, 9 août 1905.)

JACOBY. — Etudes sur la statistique mentale de la France (in-8°, Nice 1884).

JEANSELME et RIST. — Précis de pathologie exotique. Psychoses et névroses, p. 713 (in-8°, Masson, Paris 1909).

JOBERT A. — Du projet de créer un établissement spécial d'aliénés en Algérie. (*Bull. Soc. des Sc. d'Alger*, 1868. p. 13-57 ; *Gaz. Méd. de l'Algérie*, Alger 1868, p. 13-61, 1 pl.)

KHALIL IBN ISH'AK (traduit par Perron). — Pièces de jurisprudence musulmane ou principe de législation musulmane civile et religieuse, selon le rite malekite. (6 vol., gr. in-8°, Paris, Imprimerie Nationale, 1852.)

LE KORAN, traduction Kasimrscki (Bibliothèque Charpentier, Paris).

KOCHER. — De la criminalité chez les Arabes, au point de vue de la pratique médico-judiciaire en Algérie. (Thèse de Lyon, 1883-1884, n° 193.)

Kermorgant. — Assistance publique aux colonies. (*Ann. d'hyg. et de méd. colon.*, Paris 1898, p. 244-258.)

Ladame. — De l'hospitalisation des délirants. (*Revue Médicale de la Suisse romande*, 20 sept. 1902.)

Leclerc. — Histoire de la médecine arabe (2 vol. in-8°, Leroux).

Lebrun. — La responsabilité en médecine légale. (Congrès de Bruxelles ; *Bull. Médical*, Paris, 17 août 1910.)

Labitte G. — De la colonisation des aliénés (in-4°, Paris 1878).

Le Dantu. — Précis de pathologie exotique (2e édit., Doin, Paris 1905).

Legrain. — La question de l'alcool aux colonies. (*Presse Méd.*, 27 fév. 1909.)

Lemanski. — Rareté de la folie chez la femme arabe. (*Hygiène pratique*, Tunis 1901, nos 70-73.)

Lemanski. — Les aliénés en Tunisie. (*Hygiène pratique*, Tunis 1903, n° 793.)

Levet. — L'assistance des aliénés algériens dans un asile métropolitain. (*Ann. médico-pesych.* 1909, I et II.)

Léger. — Du régime administratif des aliénés et des réformes projetées (Paris 1899 ; Poitiers, thèse de droit 1899-1900).

Lestage. — La protection de la santé publique en Algérie (Loi du 15 fév. 1902). (*Bull. Médical de l'Algérie*, Alger 1905, p. 521-538.)

Lents. — Des causes de l'encombrement toujours croissant des asiles d'aliénés et des remèdes à y apporter. (*Ann. Soc. Méd.*. Gand 1871, p. 37-204.)

Legoyt et Nottet. — Statistique générale des aliénés de 1854 à 1886. (*Ann. d'hyg. de Paris*, 1867, p. 191-212.)

Leuret. — Quelques observations sur la statistique des aliénés en France. (*Ann. d'hyg. de Paris*, 1844, p. 444-449.)

LENOIR P. — Considérations générales sur la construction et l'organisation des asiles d'aliénés, rap. (in-8°, Paris 1859).

LUNIER. — Du mouvement de l'aliénation mentale en France de 1835 à 1882. (*Ann. méd. psych.*, 1884, p. 133-210.)

LUNIER. — Discussion sur les asiles d'aliénés criminels. (*Ann méd. psych.*, 1882, p. 259-297.)

LUMBROZO. — Lettres médico-statistiques sur la régence de Tunis.

MARGAIN. — La situation des aliénés dans les colonies françaises. Rapport au Congrès Colonial de 1905. (*Assistance familiale*, juillet-août 1905.)

MARGAIN. — De l'aliénation mentale aux colonies et pays de protectorat. (*Revue indigène*, n° 23, 30 mars 1908, p. 87-97.)

MARCAIN et DECANTE. — Les aliénés dans les colonies françaises ; communication à la Société de médecine légale du 9 juillet 1906. (*Presse Médicale*, 18 juil. 1906.)

MARIE Auguste. — Des hôpitaux ouverts pour maladies mentales. (*Revue neurologique*, novembre 1904, p. 441, et *Assistance familiale*, 24 décembre 1904.)

MARIE Auguste. — Fonctionnement d'un hôpital psychiâtrique ouvert (*Revue psychiâtrique*, avril 1905, p. 162).

MARIE Auguste. — De la question des aliénés coloniaux. (*Bull. de la Société de Médecine mentale de Belgique*, décembre 1905, p. 754.)

MARIE Auguste. — La légende de l'immunité des Arabes syphilitiques, relativement à la paralysie générale. (*Revue de Médecine*, mai 1906.)

MARIE Auguste. — La question des asiles coloniaux. (*Revue philantropique*, n° 117, 15 janv. 1907, p. 316-320.)

MARIE Auguste. — Les Arabes et la paralysie générale. (*Le Caducée*, 2 février 1907.)

MARIE Auguste. — Les aliénés de la légion étrangère. (*Revue psychiâtrique*, Paris, 1900, p. 261-280.)

MARIE Auguste. — L'hôpital ouvert pour l'observation des aliénés de Glascow. (*Presse Médicale*, 10 juin 1907.)

MARIE Auguste. — La question de l'Asile colonial, à propos des asiles indigènes égyptiens. (*Presse Médicale*, 29 juin 1907.)

MARIE Auguste. — L'assistance des aliénés au Japon. (*Revue philantropique*, n° 128, 15 déc. 1907, p. 143-149.)

MARIE Auguste. — Notes sur les asiles d'aliénés en Asie-Mineure. (*France Médicale*, 25 janvier 1908, p. 25.)

MARIE Auguste. — Le régime des aliénés en pays turc. (*Revue philantropique*, n° 131, 15 mars 1908, p. 600-604.)

MARIE Auguste. — Rapport sur les asiles coloniaux (IIIe Congrès international d'assistance aux aliénés, Vienne, septembre 1908). (*Archives de neurologie*, 1909, n° 1, p. 46.)

MARIE Auguste et LEPELLETIER. — La question des aliénés coloniaux. (*Médecine moderne*, 1906, p. 205.)

MARMION. — L'évolution contemporaine de la psychiâtrie. La pathologie mentale, le médecin aliéniste et l'aliéné en France, au commencement du XXe siècle. (Thèse de Paris, 1907-1908, n° 349.)

MARANDON DE MONTYEL. — La construction des établissements d'aliénés d'après les nouvelles données. (*Ann. d'hygiène de Paris*, t. XXXVIII, p. 502-525, année 1897.)

MUNDY. — Sur les divers modes de l'assistance publique appliqués aux aliénés (in-8°, Evreux 1839).

MOREL. — Nécessité d'un service psychiât. dans les prisons. (*Ann. méd. psych.*, p. 472, 1897.)

MOTET A. — Aliénés criminels. (*Ann. méd. psych.*, jan... 1874.)

MOTET A. — Des mesures à prendre à l'égard des aliénés dits criminels. (*Ann. méd. psych.*, mars 1879.)

MAX SIMON. — Crimes et délits dans la folie, 1888.

MAUDSLEY. — Le crime et la folie, 1891.

MARIE et PELLETIER. — La question des asiles privés pour aliénés indigents. (*Médecine moderne*, Paris 1905, p. 369.)

MOREL J. — La réforme des asiles d'aliénés ; l'assistance des aliénés en France, en Allemagne, en Italie, en Suisse et en Belgique. (*Bull. Soc. de médecine mentale de Belgique*, Bruxelles 1905, p. 56-128.)

MAHÉ E. — La statistique des aliénés. (*Assistance publique*, Paris 1901, p. 75-92.)

MEILHAN. — L'aliénation mentale chez l'Arabe. Etudes de nosologie comparée. (*Ann. médico-psych.*, Paris 1896, 8 s., p. 17, 364-27, 204, 344.)

MORSELLI E. — La scienza et l'administrazione nei manicomi : relazione del 3e Congreso veniatrico italiano (1880) (Milano, 1880, in-8°).

GUY DE MAUPASSANT. — La vie errante (Paris, Ollendorff, 1903, p. 203-208).

MEYER. — Réception hospitals, psychopathic wards and psychopathic hospitals). (*Transaction of the America Association*, vol. 14, p. 191.)

MORERO et PEIXOTO. — Les maladies mentales dans les climats tropicaux. Rapport au XVe Congrès international de médecine, Lisbonne 1906 (in *Annales médico-psychol.*, juillet-août 1907.)

MOSHER. — Sixt Report of Pavillon Department for mental diseases for the year Ending, 30 septembre 1908. (*Press of Brandow*, Printing Co Albany, N.-Y., 1908.)

MOSHER. — A consideration of the need of better provision for the treatment of mental disease in its early stage. (*Americal journal of insanty*, janv. 1909.)

MOSHER. — The insane in general hospital. (*American medico-psychologicol Association*, vol. 7).

MATHÉ. — Rapport présenté au Congrès de Médecine légale de Bruxelles, 1910. (*Bulletin Médical*, 17 août 1910, p. 783.)

NASS LUCIEN. — Les névrosés de l'histoire. Névrose coloniale, p. 303. (Librairie universelle, Paris 1908).

NOIR. — L'isolement effectif des agités temporaires dans les hôpitaux. (*Le Progrès Médical*, 2 février 1901.)

PEETERS J.A. — Du choix des malades à placer dans les colonies. (*Bull. Soc. de méd. mental de Belgique*, Bruxelles, 1905, p. 317-321.)

OUDART. — Note relative à l'encombrement des asiles d'aliénés. (*Bull. Soc. de méd. ment., Belgique*, Gand, 1881, n° 22, p. 11-22).

PARIGOT. — De la réforme des asiles d'aliénés (in-12°, Bruxelles, 1860).

PARCHAPPE. — Des principes à suivre dans la fondation et la construction des asiles d'aliénés (in-8s, Paris 1853).

PEETERS J.-A. — L'encombrement des asiles d'aliénés. (*Bul. Soc. Méd. mental de Belgique* (Gand, 1881, p. 28-41).

PEETERS J.-A. — Fondons des hôpitaux à la campagne. (Nantes, 1880, in-8°).

PILEZ. — Contribution à la psychiâtrie comparée des races. (*Journal de psychologie normale et pathologique*, mars 1907, p. 161.)

RÉGIS. — Précis de psychiâtrie, 4e édition, 1909 (coll. Testut, Doin, Paris 1909).

RÉGIS. — Les délirants des hôpitaux, leur assistance, leur utilité au point de vue de l'enseignement. (*Presse Médicale*, n° 73, 12 sept. 1903.)

Régis. — Statistique du service de l'isolement des délirants de l'hôpital Saint-André de Bordeaux, 1902-1903 (in thèse Louly : D'un cas de psychose post-puerpérale, Bordeaux, 1903-1904, n° 92).

Raynaud. — L'hygiène et la médecine au Maroc (Alger, 1902).

Régis et Salm. — La condition des aliénés dasn les colonies néerlandaises. Législation et assistance. (*Journal de médecine légale psychiâtrique et d'antropologie criminelle*, Paris 1906).

Rey. — Les troubles psychiques dans l'intoxication palustre (communication au Congrès français des médecins aliénistes et neurologistes, 8e division, 1897).

Rouby. — Les aliénés arabes en liberté : Kabyle inculpé d'homicide volontaire. (*Bulletin Médical de l'Algérie*, novembre 1903).

Rouby. — Un aliéné arabe en liberté. (*Bull Méd. de l'Alg.*, 30 octobre 1905.)

Rouby. — Les aliénés en liberté. (*Bull. Méd, de l'Alg.*, 15 nov. 1908).

Rouby. — L'homicide du Dr Moutet. (*Bull. Méd. de l'Algérie*, n° 16, 30 oct. 1908, p. 569.)

Renaudin. — Commentaires médico-administratifs sur le service des aliénés (in-8°, Paris 1863).

Renaudin. — Administration des asiles d'aliénés (*Ann. méd. psychol.*, Paris 1845, p. 74, 224, 381, 243, 388.)

Ricoux. — La population européenne en Algérie. Etude statistique.

Regnard O. — Création d'asiles spéciaux pour les aliénés criminels. Rapports. (*Ann. méd. psychol.* 1901, p. 63-79).

ROUSSEAU. — De la capacité civile des asiles d'aliénés d'origine départementale. (Congrès internat. de méd. ment., 1871, Paris 1880), p. 270-288).

ROUSSEAU. — Législation sur les aliénés et les enfants assistés, t. II, Aliénés. (*Recueil des lois, décrets et circulaires ministérielles*, 1790-1879, Nancy 1880, in-8°).

SERGENT (Ed. et Et.). — Hygiène de l'Afrique septentrionale. (*Hygiène Coloniale*, p. 119-186, t. XI du Traité d'hygiène, de Chantemesse et Mosny, Baillière, Paris 1907.)

SIBALD John. — The cares and treatment of persons of the poorer classes in the early stages of unsoundness of mind. (British Medical Association, Annual Meeting, Manchester. (*The Lancet*, 8 août 1902.)

SÉGUIR MOHAMMED BEN LARBI. — La médecine arabe en Algérie. (Thèse de Paris, 1884, n° 291.)

SÉRIEUX. — L'assistance des aliénés en France, en Allemagne, en Suisse et en Belgique. (Rapport au Cons. Gén. de la Seine, p. 1008. Imprimerie municipale, Paris 1903.)

SPINA RODRIGUÈS. — La paranoïa chez les nègres. (*Arch. d'anthrop. crim.*, Lyon et Paris, 1903, p. 609-689.)

TATY. — Internement des malades des hôpitaux atteints d'aliénation mentale. Assistance des aliénés aigus et incurables. (*Lyon Médical*, 1907, n° 1, p. 35.)

TOULOUSE. — Les hôpitaux et services d'observation et de traitement. (*Rev. de psych.*, juin 1899.)

TOULOUSE. — Le problème de l'assistance des aliénés. (*Gaz. des hôpitaux*, Paris 1894, p. 177, 179, 274.)

TOULOUSE. — Enquête. Combien un service d'aliénés doit-il avoir de malades ? Temps consacré à chaque malade dans les services surpeuplés. (*Rev. de psychiât.*, Paris 1897, p. 179-183 ; *Rev. méd. lég.*, Paris 1897, p. 260-264.)

TRENGA. — Les psychoses chez les Juifs d'Algérie. (Thèse de Lyon, 1907.)

TRAITEMENT de la folie au Siam. (*Chronique Médicale*, 15 janv. 1909.)

VAN SEEAWEN D. H. — Rapport sur la fondation, la construction des meilleurs asiles d'aliénés en France et ailleurs, présenté au Comité des Etats de l'île de Jersey (in-8°, Jersey 1853).

VIALLON. — Internement et états physiques graves. (*Echo Médical de Lyon*, 15 oct. et 15 nov. 1901.)

VOISIN AUG. — Souvenir d'un voyage en Tunisie, 1896. Communication à la Société méd. psych. (*Ann. méd. psych.*, juillet-août 1896.)

WARNOCK JOHN. — Report of the Egyptians Government hospitals for the ensane for 1901. (Cairo, *National Printing Department*, 1902.)

BIBLIOTHÈQUE NATIONALE RF IMPRIMÉS

BIBLIOTHÈQUE NATIONALE

TABLE DES MATIÈRES

3 7531 00209634 6

www.ingramcontent.com/pod-product-compliance
Ingram Content Group UK Ltd.
Pitfield, Milton Keynes, MK11 3LW, UK
UKHW021230230726
13926UKWH00003B/1360